现代医院财务管理
与会计工作实践探索

陶思婉　周　鑫　黄凯雯◎著

中国出版集团　现代出版社

图书在版编目（CIP）数据

现代医院财务管理与会计工作实践探索／陶思婉，

周鑫，黄凯雯著. -- 北京：现代出版社，2023. 9

ISBN 978-7-5231-0553-5

Ⅰ. ①现… Ⅱ. ①陶… ②周… ③黄… Ⅲ. ①医院-

财务管理②医院-会计分析 Ⅳ. ①R197.322

中国国家版本馆 CIP 数据核字（2023）第 175709 号

现代医院财务管理与会计工作实践探索

作　　者	陶思婉　周　鑫　黄凯雯	
责任编辑	袁　涛	
出版发行	现代出版社	
地　　址	北京市朝阳区安外安华里 504 号	
邮　　编	10011	
电　　话	010-64267325　64245264（传真）	
网　　址	www.1980xcl.com	
印　　刷	三河市宏达印刷有限公司	
版　　次	2023 年 9 月第 1 版　2023 年 9 月第 1 次印刷	
开　　本	185 毫米×260 毫米　1/16	
印　　张	12.5	
字　　数	296 千字	
书　　号	ISBN 978-7-5231-0553-5	
定　　价	68.00 元	

前　言

现代医院财务管理与会计工作是医疗机构运营中至关重要的一〔〕断提升和患者需求的增加，医院财务管理和会计工作的复杂性也在〔〕确保医院经济健康和可持续发展方面发挥着关键作用，有效的财务〔〕现代医院持续成功的必备条件。

基于此，本书以"现代医院财务管理与会计工作实践"为题〔〕医院的设立、医院财务管理的目标与职能、医院财务管理的方法〔〕财务报告。其次，探讨现代医院预算的编制与执行、现代医院预〔〕院资产管理与核算、现代医院收入、医院医疗收入的管理与核算〔〕核算、科教项目收入的管理与核算。再次，分析现代医院成本费〔〕管理与核算、现代医院费用的管理与核算、现代医院工程物资的〔〕的核算、现代医院公共基础设施的核算。最后，探究现代医院风〔〕院单位层面内部控制、现代医院业务层面内部控制、现代医院财〔〕入费用表的编制、现金流量表和财政补助收支情况表的编制、现〔〕

全书内容逻辑清晰，结构层次严谨，主要分析现代医院财〔〕兼具理论与实践价值，可供广大相关工作者参考借鉴。

在本书的写作过程中，作者得到了许多专家学者的帮助和〔〕术文献，在此表示真诚的感谢。由于水平有限，书中难免会有〔〕广大读者予以批评指正。

目　录

第一章　现代医院及其财务管理浅析

第一节　医疗机构与医院的设立

一、医疗机构的构成

医疗机构是按照《医疗机构管理条例》的规定，取得《医疗机构执业许可证》，从事疾病诊断治疗活动的机构。医疗机构以救死扶伤，防病治病，为公民的健康服务为宗旨。国家扶持医疗机构的发展，鼓励多种形式兴办医疗机构。国务院卫生行政部门负责全国医疗机构的监督管理工作。医疗机构包括从事疾病诊断、治疗活动的医院、卫生院、疗养院、门诊部、诊所、卫生所（室）以及急救站等医疗机构。

医疗机构根据业务类型以及组织形式分为：医院、卫生院、疗养院、门诊部、诊所、卫生所（室）、急救站（中心）、临床检验中心、疾病防治院（站、所）、护理院（站）等。其中：医院包括综合医院、中医医院、中西医结合医院、民族医院、专科医院、康复医院、妇幼保健院等；卫生院包括中心卫生院、乡（镇）卫生院、街道卫生院；门诊部包括综合门诊部、专科门诊部、中医门诊部、中西医结合门诊部、民族医门诊部；诊所包括中医诊所、民族医诊所等；卫生所包括医务室、卫生保健所、卫生站等。

医疗机构执业，必须进行登记。医疗机构执业登记的主要事项：名称、地址、主要负责人；所有制形式；诊疗科目、床位。县级以上地方人民政府卫生行政部门，根据医疗机构管理条例和医疗机构基本标准审核合格后，予以登记，下发《医疗机医院财务会计构执业许可证》。

二、医院的分类

医院是医疗机构的重要组成部分。医院是运用医学科学和技术，为病人、特定人群或健康人群提供医疗、预防、保健和康复等服务的场所。医院具有一定数量的病床、医务人员和必要的设备，通过医务人员的集体协作，以达到保障人民健康的目的。

（一）按照医院投资主体不同的分类

建立多元化办医格局是当前医疗体制改革的重要任务。为贯彻落实国务院办公厅转发发展改革委、卫生部等部门关于进一步鼓励和引导社会资本举办医疗机构意见，国务院办公厅提出：清理和修订相关规章和办法，制定和完善实施细则和配套文件，落实鼓励和引导社会资本举办医疗机构的政策，促进非公立医疗机构持续健康发展，加快形成多元化办医格局，满足群众的多层次医疗服务需求。因此，医院按照投资主体不同的分为公立医院与非公立医院，非公立医院主要包括民营医院、中外合资医院等。

1. 公立医院

公立医院是政府投资兴办的非营利性医院。根据卫生部对卫生事业发展统计口径，公立医院指经济类型为国有和集体办的医院（含政府办医院），政府办医院指卫生、教育、民政、公安、司法、兵团等行政部门举办的医院。

公立医院在我国医疗服务市场占据主导地位，享受政府的资金与政策扶持。政府举办的非营利性医院享受同级政府给予的财政补助（包括医院开办和发展建设支出、临床重点学科研究以及职工基本养老保险制度建立以前的离退休人员费用等）；同时享受相应的税收优惠政策等国家宏观政策的资助与扶持。

公立医院人才实力强并且硬件环境优厚。公立医院在长期的发展中，积累了具有竞争力的人力资源与优良的硬件条件，其医疗队伍稳定，基础设施建设、医疗设备配置与就医环境较好。一般均为当地医疗、科研、预防、保健和康复的中心，同时也是国家城镇职工基本医疗保险的定点医疗机构。

国家提出公立医院改革方案明确改革公立医院服务体系、改革公立医院管理体制、改革公立医院法人治理机制、改革公立医院内部运行机制、改革公立医院补偿机制、加强公立医院内部管理、改革公立医院监管机制、建立住院医师规范化培训制度和加快推进多元化办医格局等改革方向。

2. 民营医院

尽管民营医院自20世纪80年代以来获得了快速发展，但与公立医院相比，它们在床位、设备和业务量等方面仍存在一定差距，整体实力相对薄弱。首先，民营医院在床位数量上通常较少，难以满足日益增长的患者需求。其次，在设备方面，虽然民营医院积极引进先进的医疗设备，但与公立医院相比，仍存在一定的技术落后和设备不足的情况。这限制了民营医院在某些高端医疗领域的发展。此外，民营医院的业务量相对较小，因为公众普遍认为公立医院具有更可靠的医疗质量和更丰富的医疗资源。

　　然而，值得一提的是，民营医院在融资渠道多样化、吸引人才和灵活经营方面表现出一定优势。民营医院可以通过多种途径获得资金支持，如私人投资、银行贷款和股权融资等，从而加强其经营能力和发展潜力。此外，民营医院通常能够吸引到一些优秀的医疗专家和技术人才，为其提供优质的医疗服务和创新的治疗方案。另外，民营医院的经营方式较为灵活，能够更快地适应市场需求和变化，提供个性化的医疗服务。

　　尽管民营医院在一些方面存在挑战，但随着时间的推移和政策的支持，可以预见，民营医院将进一步发展壮大，并逐渐缩小与公立医院之间的差距。

3. 中外合资合作医院

　　中外合资合作医院是由中外双方共同投资经营的医疗机构。这类医院凭借雄厚的资金实力、先进的管理方式、灵活的用人机制以及以"人性化关爱"为核心的服务理念，具备较大的市场渗透力。它们的存在对中国的医疗市场发展起到了推动作用，同时也对公立医院的生存和发展构成了挑战。

　　中外合资合作医院通常能够投入大量的资金用于设施建设、引进先进技术和设备，以及培养高素质的医疗团队。这些资金的支持使得合资医院能够提供高水平的医疗服务，吸引了一部分患者选择在这些医院就诊，从而推动了中国医疗市场的发展。

　　合资医院采用先进的管理方式和灵活的用人机制，能够更加高效地组织和运营医疗服务。它们通常引入国际先进的医疗管理经验，注重质量控制、流程优化和信息化建设，提升了医疗服务的效率和质量。此外，合资医院在人才引进和培养方面也具备优势，能够吸引到国内外优秀的医疗专家和技术人才，提供高水平的医疗技术和创新的治疗方案。

　　中外合资合作医院注重提供"人性化关爱"的服务理念，致力于提供更加温暖和个性化的医疗体验。他们强调患者的需求和舒适感，提供更加贴心的医疗服务，如便捷的就诊流程、舒适的就诊环境、细致的病房护理等。这种关注患者体验的服务理念吸引了一部分患者选择在合资医院就医，加剧了公立医院面临的竞争压力。

　　总之，中外合资合作医院以其雄厚的资金实力、先进的管理方式、灵活的用人机制和"人性化关爱"的服务理念，对中国医疗市场的发展起到了推动作用。然而，它们的存在也对公立医院构成了竞争挑战，迫使公立医院不断提升自身的服务质量和管理水平，以适应市场的竞争环境。

　　为促进医疗卫生事业的发展，国家采取了一系列有效的鼓励政策，引导社会力量参与其中。在宏观层面上，形成了公立医院、民营医院、私立医院、股份制医院等多种所有制医院并存的医疗服务格局，实现了公平有序竞争的局面。

　　在办医原则上，国家坚持非营利性医疗机构为主体，营利性医疗机构为补充，公立医疗机构为主导，非公立医疗机构共同发展。非营利性医疗机构主要是指公立医院，其宗旨是以公益为导向，为公众提供基本医疗服务，承担教学、科研等社会责任。而营利性医疗机构主要包括民营医院、私立医院和股份制医院等，它们在市场经济的运作下，通过经营盈利来提供医疗服务。这种办医原则的坚持，既能保障公立医院的基本医疗服务和公益使命，又能充分调动社会力量和市场机制，促进医疗资源的优化配置和创新发展。

另外，国家还致力于建设结构合理、覆盖城乡的医疗服务体系。这意味着要在城市和农村地区建立起均衡的医疗服务网络，满足人民群众对医疗卫生服务的需求。这需要在城市中发展高水平的医疗机构和专科医院，提供高质量的医疗服务和专业化的治疗手段；同时，也要在农村地区建立基层医疗机构和社区卫生服务中心，加强基层医疗服务能力，提供基本的医疗保健和健康管理服务。这种结构合理、覆盖城乡的医疗服务体系的建设，旨在使每个人都能够享受到公平、可及、优质的医疗服务。

（二）按照医院医疗业务等级不同的分类

国家在医院的运行管理中，根据医院的基础设施、人员配置和制度完备性等因素，将医院划分为不同等级。这样的等级划分有助于明确医院的功能定位和提供医疗服务的能力，以便更好地满足人民群众的医疗需求。

一般而言，医院的等级分为三级：一级、二级和三级。每个级别的医院都有其特定的要求和标准。这些标准是根据医疗技术、医疗服务范围、设施设备水平、人员培训和管理水平等方面制定的。

卫生部或卫生健康委员会等相关部门规范了各级综合医院的基本条件。一级医院通常为基层医疗机构，主要提供常见病、多发病的基本医疗服务。二级医院在基础设施、技术设备和人员配备方面有所提升，能够提供更为复杂的医疗服务和较高水平的医疗技术。三级医院则是地区的综合性医疗中心，拥有先进的医疗设备和高水平的专科医生团队，能够提供更为复杂、疑难病症的医疗服务，承担重大疾病的救治和转诊工作。

这样的等级划分不仅可以使医院的运行和管理更有针对性，还有助于推动医疗机构的发展和提升。医院等级的划分也为患者提供了参考，使其能够选择适合自身需求的医疗机构，获得更加精准、专业的医疗服务。

（三）按照医院营利性不同的分类

按营利性不同分为营利性医院与非营利性医院。

1. 营利性医院

营利性医院是指医疗服务所得利益可用于投资者经济回报的医疗机构。与非营利性医疗机构不同，营利性医院的经营目的在于盈利，并将收入用于回报投资者和促进医院的发展。

国家对于鼓励和引导社会资本举办医疗机构的意见中明确指出了优惠政策的完善和落实，以消除政策障碍，确保非公立医疗机构能够享受同等待遇。政策上也放宽了社会资本举办医疗机构的准入限制。根据经营目的，社会资本可以选择举办营利性或非营利性医疗机构。

在医院产权制度改革的过程中，相当一部分医院进行了改制，成为了营利性股份制医院和国有民营医院。此外，新兴的医疗集团往往通过兼并控股、技术联合、多元复合型、连锁经营等方式建立起来，从原来的公立医院发展而来。这些医疗集团具有规模大、技术力量强、辐射面广等特点。

与非营利性医疗机构不同，营利性医疗机构更加注重市场需求，并根据市场需求自主确定医疗服务项目。营利性医院具有更大的经营自主权，可以灵活调整医疗服务的种类和范围，以满足市场的需求。

2. 非营利性医院

非营利性医院是指为社会公众利益而设立和运营的医疗机构，其宗旨不是以营利为目的，而是为了提供医疗服务并弥补医疗成本。这类医院的实际运营收支结余只能用于自身的发展，例如改善医疗条件、引进新技术、开展新的医疗服务项目等。公立医院属于非营利性医疗机构，政府不会经营营利性医疗机构。

非营利性医院的投资来源主要包括政府投资和其他方投资。由政府举办的非营利性医疗机构主要提供基本医疗服务，并完成政府交办的其他任务。其他非营利性医疗机构也主要提供基本医疗服务，但可能还会提供少量的非基本医疗服务。

国家对社会资本举办的非营利性医疗机构，给予与公立医疗机构同等的待遇。这些社会资本举办的非营利性医疗机构在提供医疗服务和药品方面，要执行政府规定的相关价格政策，并享受国家规定的税收优惠政策。此外，它们在用电、用水、用气、用热等方面与公立医疗机构收费标准相同。在接受捐赠、土地使用等方面，也执行与公立医疗机构相同的政策。一般情况下，非营利性医疗机构不允许转变为营利性医疗机构，如果确实需要转变，必须经过原审批部门批准并依法办理相关手续。

此外，非营利性医疗机构在医疗服务方面扮演着重要的角色。它们不仅致力于满足人民群众的基本医疗需求，还注重开展公益性的医疗服务和健康教育活动。这些活动包括义诊、健康讲座、疾病防控宣传等，旨在提高公众的健康意识和医疗知识水平，促进社区居民的全面健康。

非营利性医疗机构通常以社会公益为宗旨，致力于解决医疗资源不足和医疗服务不均衡的问题。它们普遍注重服务弱势群体和贫困地区，为那些无法承担高额医疗费用的患者提供可负担的医疗服务。此外，非营利性医疗机构也积极参与社会公益事业，例如参与抗击疫情、救助受灾群众等，发挥着社会责任和公益使命。

在非营利性医疗机构的发展中，政府的引导和支持起到了重要作用。政府通过出台相关政策，提供财政补贴和税收优惠等措施，鼓励社会资本参与非营利性医疗机构的创办和发展。同时，政府也加强对非营利性医疗机构的监管，确保它们合法、规范的运营，遵守医疗伦理和职业道德。

总的来说，非营利性医疗机构在医疗服务领域具有独特的地位和作用。它们以公益为宗旨，通过提供基本医疗服务、开展公益活动和服务弱势群体，为社会公众的健康福祉贡献着力量。同时，在政府的引导和支持下，非营利性医疗机构在中国的医疗体系中不断发展壮大，为构建全民健康的中国梦贡献着自己的力量。

（四）其他分类方法

1. 根据服务内容分类

根据服务内容的不同，医院可分为以下七种类型：

（1）综合医院，提供全面的医疗服务，包括内科、外科、妇产科、儿科、眼科、口腔科等多个专科领域。

（2）中医医院，专门提供中医诊疗和中医药治疗服务，重点运用中医理论和中药进行诊断和治疗。

（3）中西医结合医院，综合运用中西医学理论和技术，结合中西医诊疗方法，提供综合性的医疗服务。

（4）民族医院，主要为少数民族地区提供医疗服务，重点关注少数民族特有的疾病和医疗需求。

（5）专科医院，专门提供某个特定领域的医疗服务，例如心血管专科医院、肿瘤专科医院、儿童医院等。

（6）康复医院，主要提供康复治疗和康复护理服务，帮助患者康复功能，提高生活质量。

（7）妇幼保健院，专注于妇女和儿童的医疗保健，提供孕产妇保健、儿童保健、计划生育等相关服务。

2. 根据管理层次分类

根据管理层次的不同，医院可分为以下两种类型：

（1）独立设置医院，具有独立法人资格，自主管理和经营的医疗机构。

（2）附属医院，隶属某个大型医疗机构、大学或研究机构，作为其下属单位，承担临床医疗、教学和科研任务。

此外，根据行政级别的不同，医院还可以划分为城市医院、城市中医院、城市社区医院、县级医院、县级中医院、乡镇卫生院等，以适应不同地区和层级的医疗需求。这些不同的医院分类方式，旨在满足人们多样化的医疗需求，并在不同领域和地区提供专业化、综合化的医疗服务。

三、医院的运行

（一）医院的主要职能

医院以救死扶伤，防病治病，为公民的健康服务为宗旨，从事疾病诊断、治疗活动。医院是公益性事业单位，不以营利为目的。其运行的基本职能包括以下五个方面：

1. 把社会效益放在首位，履行社会责任和义务

医疗机构在医疗服务过程中应当始终将社会效益置于首位，以社会效益为导向的原则是医疗机构履行社会责任和义务的基础。在实践中，医疗机构应采取一系列措施，确保医疗服务的公平性、可及性和质量，以满足社会各界的健康需求。

医疗机构应积极关注和满足社会的健康需求，特别是边远地区和贫困地区的医疗需求。通过合理配置医疗资源和专业人才，提供及时、优质的医疗服务，弥补不同地区和群体之间的医疗服务差距，确保医疗资源的公平分配。

医疗机构应提供可及性强的医疗服务，确保患者能够方便地获取到所需的医疗服务。这涉及建立健全的医疗服务网络，加强基层医疗机构的能力建设，提高其诊疗水平和技术能力，以便更好地满足患者的就医需求。

医疗机构应坚持提供高质量的医疗服务，保障患者的安全和健康。医疗机构应严格遵守医疗卫生管理法律、法规和规章，建立和落实临床质量管理制度，加强医疗安全管理，提升医疗技术水平和服务质量，确保患者在医疗过程中得到最佳的治疗效果。

医疗机构还应积极参与社会公益性活动，履行医疗机构的社会责任和义务。这包括与政府和非政府组织合作，参与健康教育、疾病预防和控制、公共卫生紧急响应等方面的工作，为社会公众提供健康知识和服务，促进公众健康意识的提高。

2. 认真完成指令性任务，积极参加社会公益性活动

完成卫生行政部门下达的城市医院支援农村和社区、支援边疆卫生工作、援外医疗等

指令性任务。

在医疗实践中，医疗机构应注重维护社会公益，采取措施以确保边远地区和贫困地区居民的医疗需求得到满足，并为他们提供必要的支持和援助。这需要医疗机构通过合理配置医疗资源，确保医疗服务的公平性和可及性，以弥补地区和群体之间的医疗服务差距。为此，医疗机构可以采取以下措施：

（1）首先，建立完善的医疗服务网络，包括在边远地区和贫困地区设立医疗机构或医疗外展服务点，以便居民能够方便地获得医疗服务。其次，加强医疗人才的培养和流动，通过派遣医生、护士等专业人员到边远地区和贫困地区提供医疗援助，或者通过远程医疗技术为这些地区的居民提供远程诊断和治疗。

（2）除了满足医疗需求，医疗机构还应积极参与社会公益性活动，与政府和其他相关组织合作，共同推动社会医疗事业的发展和进步。这可以包括参与健康教育和宣传活动，提高公众对健康问题的认知和预防意识；参与疾病预防和控制工作，积极应对传染病等公共卫生事件；参与医疗援助项目，为其他国家或地区提供医疗支持和援助。

通过这些努力，医疗机构可以促进社会医疗事业的公平和可持续发展，提高整个社会的健康水平和福祉。同时，这也是医疗机构履行社会责任和义务的具体体现，体现了医疗机构的使命和价值观。医疗机构与政府和其他相关组织的合作将为社会医疗事业的进步和发展提供坚实的基础。

3. 提供全面的医疗服务，发挥指导和支持作用

医疗机构不仅应遵守医疗卫生管理法律、法规和规章，还应提供全面、连续的医疗服务，特别是在处理转诊的急危重症患者和疑难病例时，承担诊疗任务，为其提供专业的医疗救治。

当面对急危重症患者和疑难病例时，医疗机构应积极响应，提供紧急的医疗援助。这可能包括为患者提供高级诊断技术、先进的治疗方法和手术操作，以最大限度地提高治疗效果和患者的生存率。

此外，医疗机构还应发挥指导和支持的作用，为下级医疗机构提供技术指导。这可以通过定期的学术交流、培训和讲座等形式实现，以帮助提高下级医疗机构的医疗技术水平和服务质量。同时，医疗机构还应积极推行双向转诊机制，将复杂病例和疑难病患者转诊至高水平的医疗机构，从而更好地协调医疗资源，提高整个医疗体系的服务水平和效果。

4. 履行医疗服务职责，承担重要公共卫生职能

在这方面，医疗机构应积极参与健康教育和科普宣传工作，以普及防病知识并提高公众的健康素养。

通过开展健康教育和科普宣传活动，医疗机构可以向公众传授疾病预防的基本知识，提醒人们保持良好的生活习惯和健康行为，增强疾病防控意识。例如，通过举办健康讲座、发放宣传资料、开展社区健康活动等形式，医疗机构可以向公众普及疫苗接种、传染病防护、慢性病管理等方面的知识，促进公众的健康意识和自我保护能力的提升。

此外，医疗机构还应承担突发公共卫生事件和重大灾害事故的紧急医疗救援任务。当发生突发公共卫生事件（如传染病暴发）或重大灾害事故（如地震、洪水等）时，医疗机构应迅速响应，组织医疗队伍前往事发地区进行救援和支援工作。他们需要提供及时有效的医疗援助，包括伤员救治、疫情控制、卫生环境管理等方面的工作，以减轻灾区人民的痛苦并保障生命安全。

医疗机构在开展公共卫生职能方面的工作，不仅有助于提高公众的健康水平和健康素养，还能有效预防和控制疾病的传播，保障社会的公共卫生安全。通过积极参与健康教育、科普宣传和紧急医疗救援等活动，医疗机构展现了其在社会中的重要地位和责任，为社会的发展和进步作出了积极的贡献。

5. 承担教学、科研和人才培养的重任

医疗机构除了提供医疗服务和履行公共卫生职能外，还肩负着教学、科研和人才培养的重要任务。作为高等医学教育的重要组成部分，医疗机构应当承担临床教学和实习工作，为医学院校的学生提供优质的教育环境和实践机会。

医疗机构可以通过组织临床轮转、实习指导和案例讨论等教学活动，培养学生的临床思维和实践能力。通过与医学院校的合作，医疗机构能够为学生提供丰富的临床实践机会，让他们在真实的医疗环境中学习和成长。

此外，医疗机构还应开展毕业后教育和继续医学教育，以满足医务人员不断提升专业知识和技能的需求。通过举办学术会议、研讨会和培训课程等形式，医疗机构可以为医务人员提供持续的学习和进修机会，帮助他们保持与时俱进的医学水平。

医疗机构还应建立医学人才培养体系，促进医学人才的多层次、多渠道培养。除了培养医学专业人才外，还应注重培养管理、教育、科研等方面的人才，以提升医疗机构的整体管理水平和学科发展能力。

（二）医院的管理体制

国务院卫生行政部门负责全国医疗机构的监督管理工作，县级以上地方人民政府卫生行政部门负责本行政区域内医疗机构的监督管理工作。

医院内部管理应实行院长负责制，建立科学决策机制，"三重一大"事项经集体讨论

并按规定程序报批。医院应建立院、科两级管理责任制，院、科两级领导必须熟悉和掌握国家有关医疗卫生管理法律、法规、规章及有关卫生政策，严格履行职责，不断提高科学管理水平。

医院内部应设置医疗、教学、科研、后勤等类机构，建立健全管理制度。经济管理制度主要包括：财务制度、会计制度、资产管理制度、药品采购与管理制度、成本核算和管理制度、招投标制度、医疗质量管理与绩效考核制度、人事制度和收入分配制度、信息公开制度、患者投诉处理机制等。

（三）医院财务与会计管理的要求

1. 健全财务管理制度与改进管理机制

为了健全医院的财务管理制度和改进管理机制，需要执行一系列相关法律法规和制度措施，以确保医院的财务管理工作能够合规、高效地进行。具体举措如下：

（1）执行相关法律法规。医院应遵守《中华人民共和国会计法》《中华人民共和国预算法》《中华人民共和国审计法》等法律法规，确保财务管理工作符合法律要求。这些法律法规规定了财务报告的编制、预算的编制和执行、审计的进行等方面的要求，为医院的财务管理提供了法律依据。

（2）制定医院会计制度和财务制度。医院应根据国家的有关规定，制定医院会计制度和财务制度，明确财务管理的流程、方法和要求。这些制度包括会计核算准则、会计科目设置、财务报告编制规范等，旨在规范医院的财务管理行为，确保财务信息的准确性和可靠性。

（3）健全的财务管理体制。医院应建立健全的财务管理体制，包括设立专门的财务管理部门，统一管理医院的经济活动。财务管理部门负责制定和执行财务管理政策，监督和指导各部门的财务活动，确保财务管理的规范和有效性。

（4）合理设置财务机构和配置人员。医院应根据实际情况，合理设置财务机构，并配置足够的专业人员。财务机构可以包括财务部门、会计部门、财务审计部门等，各部门之间要建立协作机制，确保财务管理工作的协调性和连续性。同时，医院应加强对财务人员的培训和素质提升，提高其财务管理和专业能力。

（5）规范经济核算制度。医院应建立规范的经济核算制度，包括收入核算、支出核算、成本核算等。经济核算要科学、准确地记录和计量医院的经济活动，为财务决策提供可靠的数据支持。同时，医院应建立健全内部控制制度，防范和纠正财务管理中的风险和问题。

通过建立健全财务管理制度和改进管理机制，医院能够更好地实现财务管理的科学化、规范化和高效化，确保财务资源的合理配置和利用，为医院的可持续发展提供坚实的财务支持。

2. **规范经济活动决策机制和程序**

为了规范医院的经济活动决策机制和程序，可以采取以下措施：

（1）实行重大经济事项集体决策制度。医院应建立健全重大经济事项的集体决策机制，确保重要经济决策的合理性和透明度。这意味着对于重大的财务投资、资产处置、合作项目等决策，需要由多个相关部门或机构的领导和专业人员组成的决策委员会进行集体讨论和决策。通过集体决策，可以综合各方意见，提高决策的科学性和准确性，减少单一主体的决策风险。

（2）实行责任追究制度。为了确保经济活动决策的质量和效果，医院应建立健全责任追究制度。这意味着对于参与经济决策的人员，在决策过程中应明确各自的责任和职责，并承担相应的责任后果。如果经济决策导致了重大损失或违反了法律法规，相关责任人应被追究责任，确保经济决策的合规性和风险控制。

（3）实行总会计师制。医院应设立总会计师职位，并负责监督和管理医院的财务会计工作。总会计师是医院财务管理的专业负责人，负责制定和实施财务管理政策和制度，监督财务报告的编制和披露，确保财务会计工作的规范性和准确性。总会计师还可以提供专业的财务咨询和建议，为医院的经济活动决策提供可靠的财务数据支持。

通过规范经济活动决策机制和程序，医院可以提高经济决策的科学性和规范性，降低决策风险，确保财务资源的合理配置和使用，推动医院经济的健康发展。此外，责任追究制度和总会计师制的实施还能够提升医院的管理效能和透明度，增强财务管理的监督和控制力度。

3. **加强预算管理、监督和绩效考评**

（1）科学合理编制预算。医院应按照《中华人民共和国预算法》和相关规定，制定科学合理的预算方案。预算编制应充分考虑医院的实际情况和发展需求，合理确定收入预测和支出安排，确保预算的可行性和有效性。同时，预算编制过程应透明公开，征求相关部门和人员的意见，提高预算编制的科学性和民主性。

（2）严格执行预算。医院应严格按照预算方案执行预算，合理控制支出，确保预算的合规性和稳定性。预算执行过程中应建立健全预算监控机制，及时跟踪预算执行情况，发现问题及时进行调整和控制，防止超支和浪费现象的发生。同时，预算执行应强调依法合规，严格遵守财政纪律和财务制度，加强内部审计和财务监督，确保资金使用的合法性和规范性。

（3）推进预算绩效评价。医院应建立预算绩效评价体系，对预算执行情况和绩效目标进行定量和定性评价。预算绩效评价可以通过制定合理的绩效指标、开展绩效考核和评估工作，对医院的经济活动和财务管理进行监督和评估，为改进预算管理提供依据和参考。同时，预算绩效评价结果应及时向相关部门和人员反馈，借以激励和引导医院的预算管理和绩效改进。

通过加强预算管理、监督和绩效考评，可以提高医院财务管理的规范性和效益性。科学合理的预算编制和严格的预算执行可以有效控制财务风险，避免资源的浪费和滥用。同时，预算绩效评价可以促进医院的经济活动和财务管理的改进，推动财务资源的优化配置和使用效益的提升，提高医院的整体经济效益和社会效益。

4. 规范医疗收费标准与流程

（1）全面落实价格公示制度。医院应按照相关规定，全面公示医疗服务项目的收费标准和收费方式。价格公示应包括医疗服务项目的名称、收费标准、支付方式等信息，以提高收费的透明度和可理解性。同时，医院应定期更新和公示价格信息，确保患者和社会公众能够及时了解医疗服务的价格情况，避免不合理收费和价格欺诈现象的发生。

（2）完善医药收费复核制度。医院应建立医药收费复核制度，对医疗服务项目和药品的收费进行复核和审核。复核工作应由专业人员进行，确保医药价格计算机管理系统中的信息准确性和合法性。医院可以通过制定复核标准和流程，开展内部复核和外部审核，及时发现和纠正收费错误和不合理情况，保障医疗费用的合理性和合规性。

（3）强化收费流程管理。医院应建立规范的收费流程，确保收费环节的准确性和合规性。医院可以通过制定收费操作规程、强化内部控制措施和培训医务人员等方式，规范收费操作和流程。同时，医院还应加强内部监督和审计，对收费环节进行抽查和核查，发现和纠正收费中的问题和风险，防止收费的滥用和不当行为。

通过规范医疗收费标准和流程，可以增加患者对医疗费用的信任度和满意度，提高医院的社会形象和声誉。同时，合理的收费标准和透明的收费流程也能有效遏制不合理收费和价格欺诈行为，维护患者的合法权益，促进医疗市场的健康发展。此外，医院还应定期进行价格审核和收费标准的调整，以适应医疗市场的变化和需求，确保医疗收费的公平性和合理性。

5. 严格执行物资采购的相关法规

（1）遵循法律法规。医院应严格遵守《中华人民共和国政府采购法》《中华人民共和国招投标法》等相关法律法规，确保医院物资采购的合法性和规范性。医院管理层和采购部门应对法律法规进行深入了解和学习,确保采购过程的合规性和透明度。

(2)实施集中采购制度。医院应积极参与国家和地方政府组织的药品、高值耗材集中采购,遵循统一的采购程序和规定。集中采购可以通过招标、询价、竞争性谈判等方式进行,确保采购的公平竞争和合理价格。医院应积极参与药品和高值耗材的集中采购平台,遵循采购合同的签订和履行,确保物资的质量和供应的稳定性。

(3)遵循价格政策。医院应严格执行国家规定的药品、高值耗材的价格政策,避免价格欺诈和不合理的物资定价。医院采购部门应及时了解和掌握相关价格政策的变化,确保采购的物资价格符合政策要求。同时,医院应建立健全价格监管机制,加强对物资采购价格的监督和检查,发现和处理价格违规行为。

(4)强化供应商管理。医院应建立供应商准入制度和评价机制,严格审核和筛选供应商的资质和信誉,确保合格的供应商参与物资采购。医院应与供应商建立长期稳定的合作关系,加强供应商绩效评估和考核,确保供应商的产品质量和服务水平。同时,医院还应建立供应商违约责任追究机制,对供应商不履行合同和不合规行为进行处理和处罚。

通过严格执行物资采购的相关法规和制度,医院可以确保物资采购的透明度、公平性和合规性。合理的物资采购政策和价格政策能够降低医疗费用,提高物资采购的效率和质量。此外,医院还应加强对采购过程的监督和内部控制,防止腐败和不当行为的发生,确保医院物资采购工作的公正性和廉洁性。

6. 加强成本核算与资产管理

(1)成本核算。医院应建立健全的成本核算制度,确保对各项费用进行准确、全面、规范的核算。通过科学的成本分析和控制,医院可以识别成本的组成和变动因素,找出成本的管理隐患和浪费点,以便制定合理的成本控制策略。同时,医院应注重财务和非财务指标的结合,评估医疗服务的经济效益和社会效益。

(2)运营成本控制。医院应加强运营成本的管理和控制,通过提高资源利用效率、优化人力配置、降低采购成本、节约能源等方式降低运营成本。医院管理层应制定合理的成本控制目标和措施,加强对成本预算的编制和执行,实施费用监控和分析,及时发现和纠正成本异常波动和超支情况。

(3)债务规模控制。医院应审慎管理债务,控制债务规模,避免过度负债对医院财务稳定性和发展带来的风险。医院管理层应制定债务管理政策和风险评估机制,合理安排借款和偿还计划,优化债务结构,降低财务风险。同时,医院还应加强对债务使用情况的监督和评估,确保债务资金的有效利用和回报。

(4)资产管理与优化。医院应建立健全资产管理制度,加强对医疗设备、房产、土地等固定资产的管理和维护，确保资产的完好性和使用效益。医院应采用先进的设备维护和更新技术，合理规划和管理资产使用寿命，优化资产配置和投资决策。同时，医院还应加强对资产使用情况的监测和评估，及时淘汰和处置老旧设备，提高资产的使用效率和回报率。

通过加强成本核算与资产管理，医院可以降低运行成本，控制债务规模，降低财务风险，并提高资产的使用效益和回报率。这将有助于提高医院的财务健康状况，为医院的可持续发展提供坚实的基础。

第二节　医院财务管理的目标与职能

一、医院财务管理的目标

系统论认为，正确的目标是系统良性循环的前提条件。目标是系统所希望实现的结果，根据不同的系统所要研究和解决的问题，可以确定不同的目标。财务管理目标制约着财务运行的基本特征和发展方向，是财务运行的一种驱动力。不同的财务管理目标，会产生不同的财务管理运行机制，科学地设置财务管理目标，对优化理财行为，实现财务管理的良性循环具有重要意义。"医院财务管理目标是财务管理理论中不可缺少的一个重要组成部分，是连接医院财务管理理论和实践的纽带"[1]。

（一）财务管理的目标理论

所谓财务管理的目标又称理财目标，是指一个经济主体进行财务活动所要达到的根本目的。任何一种财务管理目标的出现，都是一定的政治、经济环境的产物，随着环境因素的变化，财务管理目标也必然发展变化。在现代西方财务理论中，对于财务管理目标的研究，多以企业为对象，不同的理财环境下，企业追求的理财目标也不尽相同。

1. 利润最大化目标

利润最大化目标兴起于19世纪，在西方经济理论中曾是流传甚广的一种观点，对业界尤有重大的影响。当初企业组织的特征是单个业主，单个业主的唯一目的是增加个人财富，这是可以简单地通过利润最大化目标得以满足的。利润反映了当期经营活动中投入与产出对比的结果，在一定程度上体现了企业的经济效益，因此，在实践中往往以利润的高

---

①周东. 浅谈医院财务管理的目标［J］. 科技视界，2012（28）：416.

低来分析、评价企业的业绩。而且利润这个指标在实际应用方面比较简便，利润额直观、明确，容易计算，便于分解落实。

我国企业在告别高度集中的计划经济体制以后，经营方式由单纯生产型向生产经营型转变。在市场经济条件下，企业自主经营，这使得企业不得不关心市场、关心利润。利润的多少体现为企业对国家的贡献，而且国家也把利润作为考核企业经营情况的首要指标，把企业职工的经济利益同企业实现利润的多少紧密地联系起来。利润最大化对于企业投资者、债权人、经营者和职工都是有利的。

但是，利润最大化这一财务管理目标中，利润的计算没有考虑利润发生的时间和资金的时间价值，而且也没有有效地反映风险问题，往往导致企业财务行为的短期化，而不顾企业的长远发展。因此，将利润最大化作为理财目标，存在一定的片面性。

2. 股东财富最大化目标

按照现代委托代理学说，企业经营者应最大限度地谋求股东或委托人的利益，而股东或委托人的利益则是提高资本报酬，增加股东财富。因此，股东财富最大化这一理财目标受到人们的普遍关注。

在股份公司中，股东财富是由其拥有的股票数量和股票市场价格两方面决定的。在股票数量一定时，当股票价格达到最高时，股东财富也达到最大。所以，股东财富最大化，就演变为股票价格最大化。许多人认为，股票市场价格的高低体现着投资大众对公司价值所做的客观评价。股票价格反映着资本和利润之间的关系；它受预期每股盈余的影响，反映着每股盈余的大小和取得的时间；受企业风险大小的影响，可以反映每股盈余的风险。但是，以股票价格最大化作为理财目标实际上很难实行，因为股票市价要受到多种因素包括经济因素和非经济因素的影响，股票价格并不是总能反映企业的经营业绩，也难以准确体现股东财富；而且这一指标只有上市公司才能使用，对于大量的非上市企业是不适用的。

3. 企业价值最大化

企业价值是指企业全部资产的市场价值（股票与负债市场价值之和）。利益相关者理论认为，企业存在着众多的利益相关者，是各种利益集团共同作用的组织。企业理财的目标是协调各个利益集团的利益。在一定时期和一定环境下，某一利益集团（如股东）可能会起主导作用，但从企业长远发展来看，不可能只强调某一利益集团的利益而忽视其他利益集团（如债权人、政府、员工、顾客等）的利益。虽然各利益集团追求的目标不同，但从理论上讲，都可以通过企业长期稳定发展和企业总价值的不断增长来实现。因此，以企业价值最大化作为理财目标较之股东财富最大化作为理财目标更为科学。

以企业价值最大化作为理财目标，充分考虑了资金的时间价值和投资的风险价值；将企业的长期发展放在首位，克服企业经营中的短期行为；不仅考虑了所有者的利益，而且考虑了债权人等各方利益关系者的利益。但是，这一目标在可操作性方面却存在着难以克服的缺陷，企业价值的目标值是通过预测方法来确定的，采用何种预测方法、如何选取预测值，将会使预测结果大不相同，因而很难作为对各部门要求的目标和考核的依据。

随着现代财务理论的发展，理财环境以及企业制度和治理结构不断发展与更新，财务目标也在发生着变化。无论是利润最大化目标，还是股东财富最大化目标和企业价值最大化目标，这些财务目标都是相关的，但没有一个单一的目标能够涵盖所有其他的财务目标。实践中，上述财务目标都曾经是甚至现在还是企业进行财务活动的基础。

(二) 医院财务管理目标

医院不同于企业，医院不是营利部门，不以营利为目的。作为卫生服务体系的一个重要组成部分，医院一方面要服从国家卫生事业管理的要求，为社会提供公益服务；另一方面在提供医疗服务的过程中，又要追求其医疗服务的效率。随着我国公立医院改革的进一步深化，明确了"坚持公立医院的公益性质，把维护人民健康权益放在第一位"为公立医院的根本目标。公立医院不以营利为目的，并不意味着不需要开展财务管理。我国公立医院的现状是投入不足与浪费并存，资金成本高而使用效率低下，这些问题正是需要通过医院的财务管理加以改善的。

医院的目标决定了医院财务管理的目标。现行《医院财务制度》的适用对象是中华人民共和国境内各级各类独立核算的公立医疗机构，这也成为我们研究医院财务管理目标的财务主体。公立医院是承担一定福利职能的社会公益事业单位，履行社会责任，追求社会价值最大化是其最高目标；在医疗服务过程中，提高公立医院运行效率是其直接目标。即便是非公立医院，也同样承担着救死扶伤的社会责任，医院的特殊性质决定了其生存要依赖于它所承担的社会责任，医院只有首先承担其社会责任，才有资格谈及其经济责任和利益。因此，我们认为，医院的社会责任目标优先于经济责任目标，医院财务管理不能以经济利益最大化为目标，在努力提高医院运行效率的前提下，追求社会价值的最大化是其最终目标。

二、医院财务管理的职能

任何事物都有一定的职能（功能）。由事物本身的特征所决定的固有的职能称为基本职能，随着事物的发展，人们为了更有效地实现预期目的，基本职能就派生出一些新的职能。就财务管理而言，职能是指财务管理所具有的职责与功能，由财务管理的对象和内容决定。财务管理的基本职能是组织。随着财务活动的日益复杂，一些新的职能逐渐从组织职能中派生出来。从而，财务管理的职能主要包括了：财务预测、财务决策、财务计划、财务组织、财务领导、财务控制及财务分析、评价与考核等。医院通过这些职能的有效运用，来实现财务管理的目标。

（一）财务预测

财务预测就是在认识财务活动的过去和现状的基础上，发现财务活动的客观规律，并据此推断财务活动的未来状况和发展趋势。预测表现在正确掌握未来财务活动的不确定因素和未知因素，为决策提供信息，形成可行性方案，以建立恰当的财务管理目标。财务预测既是财务管理的一项重要职能，也是决策、编制执行计划的前提和重要手段。医院财务预测要根据医院内部和外部的各种财务信息，对医院财务活动的趋势进行科学的预测与估计，包括医院事业发展的各种内外因素、医院市场需求、医疗价格调整趋势的预算等。财务预测不能脱离各项业务预测，但也绝非各项业务预测结果的简单拼凑，而是根据业务活动对资金活动的作用与反作用关系，将业务预测结果进行合乎逻辑的综合。

（二）财务决策

财务管理效果的优劣，很大程度上取决于财务决策的成败。决策建立在预测的基础之上。根据财务预测的结果，采用一定的决策方法，就可以在若干备选方案中选取一个最优财务活动方案，这就是财务决策。财务决策是财务管理的核心。财务预测是为财务决策服务的，财务计划是财务决策的具体化。简言之，财务决策是正确掌握和运用财务管理权的过程。医院的财务决策包括财务活动的组织与管理、资金的筹措与安排、资金流向的审查与控制、财务成果考核与分配等的选择与决定。

（三）财务计划

财务决策仅仅解决了财务活动方案的选择问题，但并不能保证财务目标的实现。为了实现既定的财务目标，财务活动就必须按照一定的财务计划来组织实施。当通过财务决策选定了财务活动方案后，就应该针对所选方案编制具体的财务计划，如果完成了计划，也就实现了财务目标。正确地编制财务计划，可以提高财务管理的预见性。医院财务计划大体上包括投资决策计划、流动资金计划、固定资金计划、业务收支计划等。它们是医院筹集、使用、分配资金的具体执行计划。在实际工作中，这些计划往往将分别编制为年度计划和季度计划，以便更好地组织实施。

（四）财务组织职能

财务组织职能，是指为了完成财务计划目标，合理组织财务管理活动中的各个要素、各个环节和各个方面，从上下左右的相互关系上，进行合理的分工与协作，科学合理地组织成一个整体，对财务活动协调有序地进行管理。财务组织职能主要表现在以下五个方面：

第一，建立合理的组织机构，设置财务处、科、室等。

第二，按照医院财务管理的需要进行分工，确定各部门、科室的职责范围，建立责任制，明确各部门或有关岗位成员所肩负的任务与相应的权力，使责、权、利紧密结合。

第三，建立财务信息沟通渠道。

第四，确定财务管理方式，如统一领导、分级核算、归口管理等。

第五，正确地选择和配备财务管理人员，搞好培训、调配、考评、奖惩，以保证财务管理组织的需要并充分调动财务管理组织和人员的积极性。

（五）财务领导职能

财务领导职能，也称财务指挥职能。它是指财务领导者与财务管理人员根据财务管理目标和财务决策的要求，运用组织权力和适当手段，指导和监督下属财务管理机构和人员实现决策目标的一种管理职能，主要包括财务指挥与财务协调职能。财务指挥职能是指按计划的要求领导人们完成所分配任务的一种管理功能。指挥职能能保证计划得以执行、组织得以运转。财务指挥职能发挥的过程，实际上就是财务管理人员在一定组织形式下领导人们具体地执行财务计划的过程。财务协调职能是指消除医疗服务过程及财务管理过程中各部门之间的不和谐现象，以加强相互间的配合能力，达到按财务总目标的轨道同步发展的一种管理功能。

（六）财务控制职能

财务控制职能，是指按照财务计划目标和确定的标准，对医院任何活动进行监督、检查，并将财务活动的实际成果与财务计划目标对照，发现差异，找出原因，采取措施纠正财务计划执行中的偏差，以确保财务计划目标的实现。在财务计划组织实施的过程中，由于主客观两方面的原因，财务活动的实际进展与计划要求可能会发生差异，对于这种差异，如果不加以控制，财务计划的最终完成就不能保证。从广义上讲，财务控制包括事前控制（预测）、事中控制和事后控制（分析）；从狭义上讲，财务控制是指事中控制。这里，我们采用的是狭义概念。医院财务控制系统由确定财务控制目标、建立财务控制系统、财务信息传递与反馈、纠正偏差四个方面组成。

从一般意义上来说，管理职能的目的就是使管理对象成为和谐的有机体，无论是计划、组织、领导还是控制都应体现协调。这是由管理对象的客观要求决定的。

（七）财务分析、评价与考核

财务分析是事后的财务控制。财务分析是将医院财务活动的实际结果与财务计划或历史实绩等进行比较，分析存在的差异及其产生的原因，从而为编制医院下期财务计划和以后的财务管理提供一定的参考依据。

财务评价以财务分析为基础，是为了说明财务绩效的优劣及其程度。通常财务评价以财务计划或财务实绩、同行业平均先进水平为评价依据。

财务考核，就是对一定责任主体（部门或个人）的财务责任完成情况进行考察和核定。财务考核的目的是贯彻责任与利益的统一，从而促进各部门和个人更好地完成所承担的财务责任。

第三节　医院财务管理的方法与体制

一、医院财务管理的方法

财务管理方法是指为了实现财务管理目标、完成财务管理任务，在进行理财活动时所采用的各种技术和手段。具体而言，医院财务管理的方法是财务管理人员针对医院经营目标，借助经济数学和电子计算机的手段，结合医院财务管理活动的具体情况，对医院资金的筹集、医疗资金的投入、成本费用的形成等医院业务经营活动进行事前、事中、事后管理所采用的专门方法。它是财务人员完成既定财务管理任务的主要手段。

财务管理方法一般可分为定性方法和定量方法两大类。所谓定性方法，是指依靠人的主观经验、逻辑思维和直观材料进行分析、判断，开展管理活动的方法。所谓定量方法，是指依据财务信息和其他有关经济信息，运用一定数量的方法或借助于数学模型进行计算，从而求得管理方式、措施的答案。二者在财务管理过程中都不可缺少、不可偏颇。

（一）财务预测方法

财务预测是根据有关财务活动的历史资料，依据有关条件和未来发展趋势，运用数学模型，对未来财务活动状况可能达到的数额和发展趋势所进行的预计和测算。医院进行财务预测首先要明确预测的对象和目的，然后通过收集和整理有关信息资料，进而选择适合的预测方法进行预测。医院定量财务预测的方法一般包括趋势预测法和因果预测法。

1. 趋势预测法

趋势预测法，又称时间序列法，是指按照时间顺序排列历史资料，根据事物发展的连续性，预测今后一段时间发展趋向和可能达到的水平的一种方法。这种方法较为简单，具体包括算术平均法、移动平均法、指数平滑法、直线回归趋势法、曲线回归趋势法等。

2. 因果预测法

因果预测法是根据历史资料，并通过足够的分析，找出要预测的因素与其他因素之间明确的因果关系，建立数学模型进行预测的一种方法。这种方法的关键在于只有合理地找出变量之间的因果关系，才能科学地进行预测。因果预测法中的因果关系可能是简单因果关系，也可能是复杂因果关系。如挂号费收入与门诊人次呈简单因果关系，而药品收入则与就医人次、药品价格等呈复杂因果关系。

（二）财务决策方法

财务决策是为实现财务管理总体目标，在医院内部条件和外部环境分析的基础上，根据预测结果，在众多可供选择的方案中选择一个最理想方案的过程。常用的财务决策方法包括优选对比法、数学微分法、概率决策法等。

1. 优选对比法

优选对比法是把各种不同的方案排列在一起，按照一定标准进行优选对比，进而作出决策的方法。如医院在进行长期投资决策时，可把不同投资方案的净现值、内含报酬率、现值指数等指标进行排列对比，从而选择出最优方案。

2. 数学微分法

数学微分法是根据边际分析原理，运用数学上的微分方法，对具有曲线联系的极值问题进行求解，进而确定最优方案的一种决策方法。如医院在进行最优资本结构决策、现金最佳余额决策、存货经济批量决策等时都需运用数学微分法。

3. 概率决策法

概率决策法是进行风险决策的一种方法，在未来情况虽不十分明了，但与决策相关的各因素的未来状况及其概率可以预知时，采用的一种决策方法。医院的许多财务决策都存在着风险性，因而，必须用概率的方法来计算各个方案的期望值和标准差，进而作出决策。

（三）财务计划编制方法

财务计划是以财务决策为依据，具体落实一定时期财务总目标和指导财务活动的行动纲领。医院财务计划就是医院对其一定计划期内以货币形式反映的各项业务活动所需资金及其来源、财务收入与支出、财务结余及分配进行的安排。常用的财务计划编制方法包括平衡法、比例法和定额法等。

1. 平衡法

平衡法是指在编制财务计划时，利用指标客观存在的内在平衡关系计算确定指标计划数的一种方法。如医院在确定一定计划期期末现金余额时，可利用公式：

$$期末现金余额 = 期初现金余额 + 本期增加额 - 本期减少额 \qquad （式1-1）$$

平衡法的优点是便于分析计算，工作量不大，结果比较准确明了。但平衡法只适用于具有平衡关系的计划指标的确定，并且不能遗漏每一因素指标，计算口径要一致。

2. 比例法

比例法又称比例分析法，是指在编制财务计划时，根据医院历史已经形成而又比较稳定的各项指标之间的比例关系，来计算计划指标的方法。如在推算医院某部门一定时期的资金占有量时，可根据该部门以前各期资金量占业务收入的平均比例和计划期业务收入的预测数加以确定。这种方法计算简便，但所使用的比例必须恰当，否则计算结果容易出现偏差。

3. 定额法

定额法又称预算包干法，是指在编制财务计划时，以定额作为计划指标的一种方法。在定额基础比较好的医院，采用定额法确定的计划指标不仅切合实际，而且有利于定额管理和计划管理相结合。但应注意要根据实际情况的变化及时修订定额，才能使定额切实可行。

（四）财务控制的方法

财务控制是指在财务管理中，利用有关信息和特定手段，对财务活动施加影响或调节，以实现财务计划所规定的财务目标。

医院财务控制包括三项工作：一是制定控制标准，将标准分解到各科室或个人，便于日常控制；二是执行标准，确定控制方法，主要采用实耗指标、限额领用、限额支票等；三是对计划指标同实际完成情况及时对比并分析原因，调整实际财务活动或调整财务计划，以消除差异或避免再出现类似差异。

前馈性财务控制的方法主要有计划控制法、目标控制法、定额控制法、ABC分析法等。反馈性财务控制的方法主要有差异分析法、敏感性分析法等。

（五）财务分析的方法

财务分析，是指对一定时期内财务系统运行状况作较全面的分析研究，了解财务计划的完成情况，评价财务状况，研究和掌握财务活动的规律性，改善财务预测、决策、计划和控制，以提高医院管理效率的一项工作。财务分析的方法有比较分析法、因素分析法、动态分析法、平衡分析法、图表分析法等。

财务分析还可以采用综合分析法。综合分析法就是把有关财务指标和影响医院财务状况的各种因素都有序地排列在一起，综合分析医院财务状况和经营成果的一种方法。任何单一指标、单一因素都不能全面评价医院的财务状况及其发展趋势，只有进行综合分析，才能对医院财务状况作出全面、系统的评价。其计算公式如下：

$$P = \sum [K_i(a_i - 1)] / \sum K_i \qquad (式1-2)$$

式中：K_i——第i个指标的权数；

a_i——第i个指标计划完成程度；

P——计划指标综合完成系数。

当 $P < 0$ 时，表示没有完成计划；当 $P = 0$ 时，说明正好完成计划；当 $P > 0$ 时，说明超额完成计划。P 值越大，计划完成情况越佳。

二、医院财务管理的体制

财务管理是财务活动组织和财务关系协调的总和，它必须通过一定的组织机构和一定的制度安排来实现财务管理的职能与目标。财务管理体制就是规范财务行为、协调各方面财务关系的制度。建立科学的财务管理体制是组织财务活动、协调财务关系的基本前提和合法依据。医院财务管理体制，具体包括医院的财务组织体制和医院的财务管理制度两大部分。

（一）医院的财务组织体制

现行《医院财务制度》明确规定：医院实行统一领导、集中管理的财务管理体制。

"统一领导、集中管理"是指要在医院统一领导下，根据事业发展的需要统筹安排和使用医院的各项经费和资源，对财经工作和财务活动进行集中管理。统一领导的主要内容包括统一财经方针政策、统一财务收支计划、统一财务规章制度、统一资金集中调配和统一财会业务领导；集中管理的主要内容包括财权的集中管理权、财务规章制度制定和执行的集中管理权、会计核算和会计事务的集中管理权。"统一领导、集中管理"的财务管理体制的优点是权力集中，便于直接管理；缺点是由于财权及财经工作的管理权过于集中，不利于调动医院内部各单位增收节支的积极性。

《医院财务制度》在强调医院应实行"统一领导、集中管理"体制的同时，也结合我国目前医院的实际情况和管理需要，规定规模较大的医院可以实行"统一领导、分级管理"的财务管理体制。分级管理是指医院财经工作和财务收支在建立健全规章制度、明确院内各级各单位权责关系和统一领导的基础上，根据财权划分、事权与财权相结合的原则，由医院和院内各级各单位（即二级单位）进行分级管理。这种财务管理体制的优点是可以充分调动院内各单位当家理财和增收节支的积极性，理顺财务关系，加强经济责任制。但须注意的是，医院应在建立健全各项财经政策和财务规章制度，机构设置完善，人员配备齐全，财务关系清楚，权、责、利明确，并保证院级宏观调控能力的情况下，才能实行分级管理。

（二）医院的财务管理制度

医院财务管理制度是组织财务活动、处理财务关系的基本规则。财政部和卫生部共同发布的《医院财务制度》全面而完整地界定了医院的财务管理制度，并对以前的相关规定进行了重大改革。"医院财务管理制度是医院内部的一项基本管理制度，是医院经济工作的核心，所以医院财务管理制度必须顺从和适应我国经济体制的改革"[1]。

1. 明确制度的适用范围

《医院财务制度》广泛适用于境内各级各类独立核算的公立医疗机构，包括综合医院、专科医院、门诊部（所）、疗养院、卫生院等。这样做有利于实现卫生全行业管理，规范会计核算口径，实施区域卫生规划等。

2. 医院预算管理方式的变化

根据医院的特点、收支状况和发展方向以及国家财政和财力水平，《医院财务制度》明确国家对医院实行"核定收支，定额或定项补助，超支不补，结余留用"的预算管理制度。该制度一是体现了财政部门和医院主管部门对医院收支实行统一管理的指导思想，所有收支全部纳入预算管理，分别编制收入预算和支出预算，以全面反映医院财务收支活动；二是取消"差额补助"的提法，执行定额或定项补助方法，大中型医院一般以定项补助为主，小型医院一般以定额补助为主。

3. 医院必须进行成本核算

医院作为事业单位具有经营性质，按《事业单位财务规则》规定，是不需要进行成本

---

①郭文华．浅谈医院财务管理制度的现状及改革［J］．劳动保障世界，2013（20）：123.

核算的，但医院各项支出大部分通过医疗服务取得补偿，而医疗服务收费标准必须依据成本确定，所以医院必须进行内部成本核算。《医院财务制度》规定医院实行内部成本核算，成本对象是医疗服务和药品消耗，直接费用直接计入各成本对象，间接费用确定合理的方法后分配到成本对象中。医疗收支、药品收支分别进行成本核算是为医院建立合理的支出补偿机制，逐步为实现医、药分业管理做好财务制度准备，这也是医疗保障制度改革的要求。

4. 规范医院的结余及其分配

医院的结余不再按比例分配到四项基金中去，除按规定比例提取一定的职工福利基金外，其余部分转入事业基金。医院事业基金是保证业务正常发展的经济基础，医院出现亏损则由事业基金弥补，事业基金不足以弥补时，反映到待分配结余中。

5. 严格医院的药品管理

为了控制医疗费用的盲目增长，减轻人民群众医疗费用负担，避免医疗卫生资源浪费，医院的药品采取"总量控制，超收上缴"的管理办法。财政部门和卫生主管部门每年在核定收支时，应单独核定药品收支总量，年末医院决算时，药品收支结余按规定上缴卫生主管部门，并实行收支两条线管理。

6. 建立事业基金和专项基金制度

《医院财务制度》取消医院周转金，改为事业基金。事业基金是医院维持事业发展的经济基础，它反映了国家投入、单位取得的非限定用途的资金。医院设立专项基金，包括财政投入专项资金、结余分配、提取职工福利基金，按固定资产原值提取的修购基金，捐赠人确定的留本基金和其他基金。专项基金专项管理，专款专用。

7. 建立坏账准备制度

《医院财务制度》允许医院提取坏账准备，体现了稳健的原则，以增加医院自我发展的能力，按医疗应收账款和在院病人药费的3%~5%提取坏账准备金，列入支出，计入成本，以保证医院有一定的资金解决病人欠费的问题。

第四节　医院会计科目与财务报告

一、医院会计科目的设置

医院应当按照《医院会计制度》的规定，设置和使用会计科目。

第一，在不影响会计处理和编报会计报表的前提下，可以自行设置《医院会计制度》规定之外的明细科目。

第二，《医院会计制度》统一规定会计科目的编号，以便于编制会计凭证、登记账簿、查阅账目，实行会计信息化管理。医院不得随意打乱重编。

第三，医院在编制会计凭证、登记会计账簿时，应当填列会计科目的名称，或者同时填列会计科目的名称和编号，不得只填列科目编号、不填列科目名称。

二、医院财务报告的构成

医院财务报告是反映医院某一特定日期的财务状况和某一会计期间的收入费用、现金流量等的书面文件。

（一）会计报表、会计报表附注和财务情况说明书

第一，会计报表。包括资产负债表、收入费用总表、现金流量表、财政补助收支情况表以及有关附表。

第二，会计报表附注。医院会计报表附注是为便于会计报表使用者理解会计报表的内容而对会计报表的编制基础、编制依据、编制原则和方法及主要项目等所作的解释。

第三，财务情况说明书。医院财务情况说明书至少应当对医院的业务开展情况；年度预算执行情况；资产利用、负债管理情况；成本核算及控制情况；绩效考评情况；需要说明的其他事项等作出说明。

（二）中期财务报告和年度财务报告

第一，中期财务报告。以短于一个完整的会计年度的期间（如季度、月度）编制的财务报告称为中期财务报告。

第二，年度财务报告。年度财务报告则是以整个会计年度为基础编制的财务报告。医院对外提供的年度财务报告应按有关规定经过注册会计师审计。

（三）对外财务报告和对内会计报告

对外财务报告的内容、会计报表的种类和格式、会计报表附注应予披露的主要内容等，由国家颁发的《医院会计制度》规定。

对内会计报告根据医院内部管理需要的会计报表由医院自行规定。

第二章　现代医院预算与资产管理

第一节　现代医院预算的编制与执行

一、医院预算管理概述

《医院财务制度》规定，预算是指医院按照国家有关规定，根据事业发展计划和目标编制的年度财务收支计划。医院预算由收入预算和支出预算组成。医院所有收支应全部纳入预算管理。

"医院预算是对预算年度内医院财务收支规模、结构和资金渠道所作的预计，是预算年度内医院各项事业发展计划和工作任务在财务收支上的具体反映"[①]，是医院财务活动的基本依据，是保证财务收支活动有计划、有步骤进行的基础和前提，是实现财务管理目标的重要手段和依据。医院实行全面预算管理，有利于贯彻执行国家医疗卫生政策；有利于保证收支平衡，防范财务危机；有利于强化政府监管，改进和完善财务管理；有利于强化财务分析，便于绩效考核。

医院应加强预算管理，规范预算编制、审批、执行、调整、考核与评价，增强经济管理能力，提高运行效率。医院应维护预算的严肃性，规范预算编制及调整，加强预算收入与预算支出管理，严格预算执行与考核。医院应严格执行已批复预算，不得随意调整预算支出用途，避免预算编制与执行"两张皮"的情况。未经批准医院不得调整预算，医院不得作出任何使原批准的收支平衡的预算的总支出超过总收入或使原批准的预算中举借债务数额增加等决定。

医院预算按公历年度编制财务收支预算，不得延长或缩短预算编制期间。将所有收支全部纳入预算管理，体现了预算的完整性。医院预算包括收入预算和支出预算：收入预算包括医疗收入、财政补助收入、科教项目收入和其他收入；支出预算包括医疗支出、财政项目补助支出、科教项目支出、管理费用和其他支出。收入预算与支出预算是一个有机的预算整体，互为条件，互相依存。要准确、科学、合理测定收支，不得人为高估或压减。

---

①龙秀枝，杨春旭.论医院预算管理［J］.财经界，2015（2）：129.

不得编制无依据、无标准、无明细项目的预算。

（一）医院预算管理的办法

《医院财务制度》规定，国家对医院实行"核定收支、定项补助、超支不补、结余按规定使用"的预算管理办法。

地方可结合本地实际，对有条件的医院开展"核定收支、以收抵支、超收上缴、差额补助、奖惩分明"等多种管理办法的试点。定项补助的具体项目和标准，由财政部门会同主管部门（或举办单位），根据政府卫生投入政策的有关规定确定。

新制度改革了政府对医院的预算管理办法，根据目前医院资金来源的实际情况和医改方案提出的改革方向，提出了按照项目分别核定政府补助的预算管理办法，取消了"定额补助"的规定。同时，为体现公立医院的公益性，强化公立医院预算管理，提出结余按规定使用的预算管理要求。政府通过对医院收支的核定、成本及结余的控制，合理确定医疗服务价格，明确划分各方责任与权利，体现公立医院的公益性特征。

对于预算管理办法的内涵，要注意把握好以下要点：

（1）核定收支。卫生主管部门和财政部门根据医院的特点、事业发展计划、工作任务、财务状况以及财政补助政策，对医院编报的全年收入和支出预算予以核定。核定收支是国家对医院实行预算管理的基础环节，目的是根据医院职能定位和工作任务，合理确定其收支规模，为开展预算管理和核定政府补助提供依据。

在核定经常性收入方面，医疗收入可根据核定的医疗服务任务及前几年医疗服务平均收入情况，并综合考虑影响医疗收入的特殊因素核定。在核定经常性支出方面，可以按人员、业务经费分项定额核定。即人员经费按定员定额的方式核定；业务经费根据核定的医疗服务和公共卫生服务任务的数量、质量和成本定额等综合核定，也可以根据核定的医疗服务和公共卫生服务任务的数量、质量及单位综合服务成本，综合考虑以前年度支出水平和有关特殊因素，核定医疗服务和公共卫生服务支出预算额度。药品收入和支出可根据药品采购价格和合理用药数量以及加成因素等核定。其他收入和支出可根据以前年度水平并扣除不合理因素核定。

（2）定项补助。根据区域卫生规划、群众卫生服务需求、收支状况、财政保障能力等情况，按照一定标准对医院的某些支出项目给予财政补助。定项补助主要用于医院基建、设备购置等方面。补助项目的确定，必须根据医院长远或阶段性工作任务和工作计划，突出工作重点，并有利于加强政府宏观管理、落实区域卫生规划。项目应当目标明确、内容具体，有相应的管理实施办法。

政府对包括公立医院在内的各类医院承担的公共卫生任务，按政府卫生投入政策确定的标准给予专项补助。应确保政府指定的紧急救治、援外、支农、支边等公共服务经费。公立医院重点学科建设项目，由政府安排专项资金予以支持。对于中医院（民族医院）、传染病院、精神病院、职业病防治院、妇产医院、儿童医院，在安排投入时应予以倾斜。公立医院的政策性亏损，按规定动用事业基金弥补后仍有差额的，由同级政府核定补助。政府举办的公立医院的离退休人员符合国家规定的离退休费用，在事业单位养老保险制度改革前，由同级财政根据国家有关规定核定补助，事业单位养老保险制度改革后，按相关规定执行。

（3）超支不补。医院的收支预算经财政部门和卫生主管部门核定后，必须按照预算执行，采取措施增收节支。除特殊原因外，对超支部分，财政部门和卫生主管部门不再追加补助。这既是维护预算严肃性的必然要求，也是督促医院加强成本管理、合理控制费用的客观需要。医院应加强收支管理，原则上应以财政部门和卫生主管部门核定的收入和支出计划为准，努力增收节支。对于不合理的超支，财政和主管部门不再追加补助，还应追究相关责任人的责任。同时，增收节支数字要真实，不得弄虚作假，更不应因"超支不补"就压缩工作任务，不能把正常的业务支出压缩下来当作结余，避免因为经费保障不到位影响医疗安全和服务质量。

（4）结余按规定使用。增收节支形成的结余应按国家规定区别使用。具体来说：①专项补助结余应按规定用途使用。②执行"超收上缴"的医院应按规定将超收部分上缴财政，用于支持本地区卫生事业发展。③除有限定用途的结余及超收上缴部分外，结余的其他部分可留归医院，按国家有关规定用于事业发展，不得随意调整用途。

上述预算管理办法符合公立医院自身特点，有利于政府加强对医院的预算管理，体现了公立医院的公益性特征。

为体现公立医院的公益性质，有条件的地方，可要求公立医院将超收部分上缴财政，由同级财政部门会同主管部门统筹专项用于本地区卫生事业发展和绩效考核奖励。这样做：①可以拓宽医疗卫生事业发展资金渠道，提高资金使用效益。②可以督促公立医院合理控制收支规模，避免趋利倾向，更好地服务于群众健康。医院应当提高服务效率，积极组织收入，控制医药费用，将整体收入和支出控制在合理的范围以内，避免收不抵支或结余过多。

（二）医院预算管理的要求

《医院财务制度》规定，医院要实行全面预算管理，建立健全预算管理制度，包括预算编制、审批、执行、调整、决算、分析和考核等制度。

预算管理要求内涵：全面预算管理要求内容全面、过程完整、主体齐全。主要体现如下：

（1）预算管理内容要全面。明确医院要将全部的收入支出纳入预算管理，并将收支预算落实到医院内部各部门，全面反映整体的收支活动情况，不能仅反映部分收支情况。

（2）预算管理过程要完整。医院应建立健全预算管理制度，对预算编制、审批、执行、调整、决算、分析和考核实施的全过程进行有效监管，发挥预算管理在医院经济运行中的主导作用。

（3）预算管理主体要齐全。医院全面预算管理需要医院自身、主管部门以及财政部门共同参与，各负其责，形成管理合力。

（三）医院预算的内部控制

预算控制有广义与狭义之分：广义的预算控制是指通过对预算的编制、审批、执行、调整、分析、考核等环节，实施事前、事中、事后全过程的控制；狭义的预算控制则是指利用预算对经济活动过程进行的控制，也可以称事中控制。

第一，预算控制的目的和意义。预算控制是单位内部财务会计控制的一种主要方法。因此，建立健全医院预算控制制度，保证预算编制程序规范、审批程序合法、预算执行合规、预算调整有据、预算考核与评价奖惩分明，并将全部经济活动纳入预算控制体系，对于加强财务管理、提高社会效益和经济效益，保障投资决策管理的科学性与支出的高效性，促进医疗卫生事业的快速发展，具有十分重大的意义。

第二，预算控制范围。预算控制的范围要涵盖预算的编制、审批、执行、调整、分析、考核等全过程。医院的预算控制工作是一个复杂的系统工程，是内部控制的一个重要方面，也是医院成本控制的一个重要手段，涉及医院各部门及全部经济活动。

第三，预算控制要点。医院预算控制的要点主要包括预算编制控制、预算审批程序控制、预算执行过程控制、预算调整控制、预算分析与考核评价控制。在每一个控制环节中，都要认真建立健全预算控制制度，落实控制和监督的责任制。

第四，预算控制方法。医院的预算控制，要按照要求，运用不相容职务相互分离、建立健全岗位责任制、授权批准、审计监督、内部报告等控制方法，对预算编制、审批、执行、调整、分析、考核与评价等方法进行控制。

二、医院预算的编制工作

（一）预算编制的准备工作

编制预算是预算管理基础环节。为保证预算编制的科学、合理，必须先做好各项准备工作。

1. 确定预算基础

事业发展计划是编制预算的基础，上年预算执行情况是编制预算的参考。预算编制要坚持量入为出，收支平衡，与事业发展计划相衔接。通过分析，掌握上年财务收支和业务规律及有关资料的变化情况，总结经验，预测预算年度的收支增减趋势，为编制新年度预算奠定基础。

2. 核实基本数字

核实基本数字，是提高预算编制质量的前提。要核实在职和离退休职工人数，门急诊人次，床位编制和实有病床数，预算年度政策性增支因素的标准或定额等基本数据，并分析医院财务指标增减变动情况，合理确定财务指标及预计区间，使预算编制建立在可靠的基础上。

3. 正确测算医院收支的因素影响

（1）分析测算预算年度内国家有关政策对医院收支的影响，如医疗保险制度改革、实施区域卫生规划、收费项目和收费标准调整对收入的影响，增加工资津补贴对支出的影响等。

（2）分析事业发展计划对医院收支的要求，如新增病床、新进大型医疗设备和计划进行的大型修缮等对资金的需求和对收入的影响等。

（3）分析非经常性收支对医院总体收支的影响，医院不得将以前年度偶然发生的、非正常收支作为编制当年预算的依据。

4. 熟悉编制要求

医院应准确掌握财政部门和主管部门有关编制医院收支预算的要求，熟悉新的预算科目及其内涵，熟悉预算表格的内在联系。财政部门和主管部门根据国家有关政策和预算管理需要，会相应调整预算编制要求及预算科目、预算表格。医院编制预算，应及时了解和准确掌握相关要求，为编制预算打好基础。

（二）预算编制的重要原则

第一，收支统管原则，是指医院应将各项收入、支出全部纳入医院预算，实行统一核算，统一管理，不得在单位预算之外另行设立收支项目。

第二，以收定支原则，是指医院支出应当有可靠的收入来源和规模作保证，医院编制收入预算，安排相应的支出，不得安排无收入来源或超出收入规模的支出。

第三，收支平衡原则，是指在一定时期内医院预算收入与预算支出之间应实现等量关系，收入和支出相等或略有结余。

第四，统筹兼顾、保证重点原则。医院承担着基本医疗和部分公共卫生服务职责，在安排支出预算时，既要考虑到各个方面，不能顾此失彼，又要对重点工作予以保障。

（三）编制预算的主要方法

医院应改革传统的"基数加增长"的预算编制方法，采取零基数预算法编制年度预算。要在科学测算预算年度内各项工作对医院收支影响程度的基础上，确定每项工作可能给医院提供的收入数量或需要安排的支出数量，而不是仅仅审核修改上年预算或仅审定新增部分。

1. 收入预算编制

（1）医疗收入。门诊收入应以计划门诊人次和预计门诊平均收费水平计算，住院收入应以计划病床占用日数和预计平均床日收费水平计算，其他医疗收入应区分不同的服务项目，确定不同的定额，分别计算。

（2）财政补助收入。应根据财政部门核定的基本经费补助定额和项目补助数编列。

（3）科教项目收入。应根据科教项目开展情况及财政部门外的其他部门或单位预计补助情况予以填列。

（4）其他收入。可根据具体收入项目的不同内容和有关业务计划分别采取不同的计算方法，逐项计算后汇总编制。也可以参照以前年度此项收入的实际完成情况，合理测算预算年度影响此项收入的增减因素和影响程度后，计算编列。

2. 支出预算编制

医院的支出预算包括医疗支出、财政项目补助支出、科教项目支出、管理费用和其他支出。医院支出预算的编制应本着既要保证医疗业务正常运行，又要合理节约的精神，以预算年度事业发展计划、工作任务、人员编制、开支定额和标准、物价因素等为基本依据。

（1）医疗支出。对人员经费支出部分应根据医疗业务科室预算年度平均职工人数，上年末平均工资水平，国家有关调整工资及工资性补贴的政策规定、标准，职工福利费的提取标准、提取额度，计划开支的按规定属于职工福利费范围的增支因素等计算编列；耗用的药品及卫生材料支出可根据预算年度医疗收入相关部分与药品成本及相应加成率等计算编列；计提的固定资产折旧可根据上年末固定资产总额与预算年度增减的固定资产，采用相应的折旧方法计算编列；无形资产摊销可根据相应的无形资产摊销政策，计算预算年度无形资产摊销额编列；提取医疗风险基金可根据本年医疗收入预算乘以相应的提取比例计算编列；其他部分可在上年度实际开支的基础上，根据预算年度业务工作量计划合理计算编列。

（2）财政项目补助支出。按照具体项目预算实事求是地编列。政府举办的公立医院的基本建设和设备购置等发展建设支出，经国家发展和改革委员会等有关部门批准和专家论证后，建立政府专项补助资金项目库，所需资金由政府根据轻重缓急和承受能力逐年安排。公立医院重点学科建设项目，由政府安排专项资金予以支持。

（3）科教项目支出。按照科研课题申报的具体项目编列。

（4）管理费用支出。对医院行政管理部门、后勤部门的人员经费和耗用的材料支出、计提的固定资产折旧、无形资产费用以及其他各类杂项开支，可参照医疗支出相应项目计算编列。其中，医院统一管理的离退休经费，按照预算年度离退休人员数和国家规定的离退休经费开支标准计算编列。

（5）其他支出。可参考上年度实际开支情况，考虑预算年度内可能发生的相关因素预计编列。

（四）预算审核

《医院财务制度》规定，医院预算应当经医院决策机构审议通过后上报主管部门（或举办单位）。

为加强预算管理，本条着重强调医院、主管部门或主办单位及财政部门在预算编制审核中的职责。

在本条中进一步明确主管部门或举办单位、财政部门在核定收支方面的职责，主管部门（或举办单位）根据行业发展规划，对医院预算的合法性、真实性、完整性、科学性、稳妥性等进行认真审核、汇总并综合平衡。财政部门根据宏观经济政策和预算管理有关要求，对主管部门（或举办单位）上报的医院预算按照法定程序进行审核批复。

三、医院预算的执行与调整

医院要严格执行批复的预算。经批复的预算是控制医院日常业务、经济活动的依据和衡量其合理性的标准，医院要严格执行，并将预算逐级分解，落实到具体的责任单位或责任人。医院在预算执行过程中应定期将执行情况与预算进行对比分析，及时发现偏差、查找原因，采取必要措施，以保证预算整体目标的顺利完成。

（一）医院预算的执行

第一，严格预算执行，强化预算约束。预算执行贯穿于整个预算年度始终，是预算管理的核心和关键环节，具有十分重要的意义。如果不严格执行预算，编制的预算就没有任何意义，医院收支活动就带有盲目性，就会影响医院的平稳发展。《医院财务制度》规定，在预算执行过程中，医院要严格执行批复的预算，并将预算逐级分解，落实到具体的责任单位或责任人。

第二，建立预算分析制度。医院应定期对预算的执行情况进行分析、检查。检查主要内容为：①收入是否与预算相符，若实际收入少于预算时，要及时分析原因；②对实际支出情况进行分析、对比，要注意与上年预算执行情况进行对比，根据支出的实际状况，合理预测全年支出数额。若出现支出大幅度增长或下降等不正常情况时，要及时查找原因，采取有效措施加以控制，确保全年收支平衡。

（二）医院预算的调整

《医院财务制度》规定，医院应按照规定调整预算。财政部门核定的财政补助等资金预算及其他项目预算执行中一般不予调整。当因客观因素变化较大使事业发展计划有较大调整，或者根据国家有关政策需要增加或者减少支出等，对医院收支影响较大时，医院应当按照规定程序提出调整预算建议，经主管部门（或举办单位）审核后报财政部门按规定程序调整预算。

收入预算调整后，相应调增或调减支出预算。

第一，预算调整的前提。预算是一种事前的计划，经财政部门和主管部门批准的医院预算一般不予调整。但是，在预算执行的过程中，可能会对客观情况预计不足。即使预算编制在当时是科学、合理的，但遇到特殊情况，会使预算与实际需要不符，这样批准的预算就不再平衡，需要在预算执行中对预算进行调整。预算调整的前提是预算执行过程中，出现了编制年初预算时未预见的特殊情况，如国家实施重大政策措施和国家财政收支情况发生变化，事业计划和收支标准调整，或者发生其他特殊情况，对经财政部门和主管部门批准的收支预算发生较大影响时，医院可按规定程序进行调整。除此之外，一般不予调整。

第二，预算调整方案的编报。预算调整方案由医院编制，经主管部门审核后，报送同级财政部门核准。但要注意的是，调整后的预算仍要保持收支平衡。

第二节　现代医院预算的分析与考核

"预算管理作为医院财务管理的重要组成部分，对医院整体的工作起到十分重要的作用，在某种程度上决定了医院的发展，关系到医院的正常运行。"① 《医院财务制度》规定，医院要加强预算执行结果的分析和考核，并将预算执行结果、成本控制目标实现情况和业务工作效率等一并作为内部业务综合考核的重要内容，逐步建立与年终评比、内部收入分配挂钩机制。

主管部门（或举办单位）应会同财政部门制定绩效考核办法，对医院预算执行、成本控制以及业务工作等情况进行综合考核评价，并将结果作为对医院决策和管理层进行综合考核、实行奖惩的重要依据。

一、医院预算分析与考核的作用

预算的分析和考核，就是要把预算执行情况、预算执行结果、成本控制目标实现情况和业务工作效率等与责任人和员工利益挂钩，奖惩分明，从而使员工与医院形成责、权、利相统一的责任共同体，最大限度地调动每个员工的积极性和创造性。预算分析和考核是确保年度预算和事业发展计划按时完成的重要因素，是对预算编制、审批、执行、调整等各个管理环节工作的检验，是总结管理经验和落实奖惩措施的基本依据。没有分析与考核，预算工作效果无法评价，预算管理就会失去意义。

二、医院预算分析与绩效考核的实施

（一）预算分析的实施

医院决策和管理层应定期召开预算执行分析会议，认真听取财务部门的预算分析报告。医院财务部门应定期向医院决策和管理层报告预算执行情况，分析的重点是收支计划完成情况、基本建设项目、大型设备购建、重点学科建设、人才培养等方面预算的执行情况。

对未完成预算的项目，要从政策变化、环境和条件因素、决策评价、责任人履行职责、管理是否到位等多方面进行分析、研究，提出相应的解决办法，纠正预算编制和执行中的偏差。

（二）绩效考核的实施

为加强对医院管理过程的有效控制，完善服务功能，充分调动医务人员积极性，提高服务质量和工作效率，体现医院的公益性质，主管部门（或举办单位）应会同财政部门制

---

① 冯月 . 医院预算管理探析［J］. 企业改革与管理，2016（7）：139.

定绩效考核办法，依据绩效考核指标体系，运用科学适宜的方法，组织对医院预算执行、成本控制以及业务工作等情况进行客观、公正的综合考核评估，并将结果作为对医院决策和管理层进行综合考核、实行奖惩的重要依据。充分发挥考核作用，根据结果，奖励先进，调动机构和医务人员积极性，促进机构持续改进，提高质量与效果，保证群众受益。

1. 绩效考核的层次

绩效考核包括以下两个层次：

（1）主管部门和财政部门对医院的外部考核。主管部门应会同财政部门对医院预算执行、成本控制以及业务工作等情况进行综合考核评价。考核评价结果是对医院决策和管理层进行综合考核、实行奖惩的重要依据。

（2）医院对相关部门、科室或岗位人员的内部考核。医院要定期对预算编制、执行、调整、监督等各个环节进行综合分析和考核，找出预算管理工作中存在的问题，提出改进措施，落实奖惩制度。医院应改革管理体制和运行机制，加强内部绩效考核，完善收入分配制度，体现多劳多得，优劳优得，贯彻执行以服务质量和数量为核心、以岗位责任与绩效为基础的管理理念。

2. 定量指标考核体系

年度终了，由医院或由主管部门会同财政部门组织实施绩效考核，成立绩效考核工作小组，具体负责绩效考核的组织、指导、评价、鉴定、奖惩等各项工作。考核内容要全面、准确、客观、公开；考核的形式应采取实地考核与查阅资料相结合、内查与外调相结合等。

绩效考核首先必须建立制度，制定科学规范的绩效考核办法。主要内容应包括考核的原则、程序、方法、定量指标考核体系、定性指标考核体系等内容，既要全面具体，又要重点突出。不能单就预算执行情况进行考核，而应当将预算执行情况与成本控制目标实现情况、业务工作任务完成情况结合起来。应坚持量化指标考核为主，定性指标考核为辅的原则。考核结束后，考核组要撰写绩效考核报告。

其中，定量指标考核体系主要如下：

（1）预算收入执行率。预算收入是医院编制的年度预算总收入，本期实际收入是医院在预算年度中实际完成的收入。预算收入执行率反映医院收入预算的编制和执行水平，一般来说该项指标应当在100%左右，过高或过低都反映在年初编制预算时没有充分考虑医院的经营状况和环境条件，若因为预算执行不力造成实际收入与预算收入差异过大，则应查清原因并问责。

（2）预算支出执行率。本期预算支出是医院编制的计划期内预算总支出，本期实际支出是医院在预算期内实际发生的支出。预算支出执行率反映医院对支出的预算编制和管理水平，该项指标过高或过低都说明医院预算编制和支出控制方面存在问题。

（3）财政专项拨款执行率。财政专项拨款执行率反映医院财政项目补助支出的执行进度。医院应加快专项拨款执行进度，使财政资金尽早发挥效益。

3. 定性指标考核体系

定性指标考核体系如下：

（1）在预算执行过程中，该取得的收入是否按预算规定及时足额取得。

（2）取得的标准、范围和程序是否符合国家法律、法规及有关规章的规定，有无乱收费、乱摊派情况；支出预算是否得到确实执行，有无乱支滥用情况，专款是否专用，有无各项资金相互挪用情况。

（3）有无违反预算执行规定，该收不收，该支不支情况。

（4）增收节支或减收增支的数额是否合理，预算执行过程中发现的追加追减事项，是否符合国家有关规定。

（5）预算执行情况是否按规定进行分析，对发现的问题，是否及时进行处理。

考核组要对考核报告内容的真实性、完整性负责。建立健全对考核工作人员的奖惩机制，制定和完善绩效考核工作人员奖惩办法，做到分工清晰，责任明确。

绩效考核结果既作为医院内部年终评比考核、奖惩的重要依据，也作为职工年度考核、决定是否继续任用的重要参考。作为督促医院提高管理水平、改进工作作风、提升服务质量、改善医疗服务环境的重要手段，财政部门将绩效考核结果作为财政补助预算安排和当年财政补助结算的重要依据，与财政补助安排挂钩。

第三节 现代医院资产管理与核算

一、流动资产的管理和核算

流动资产是指可以在一年内（含一年）变现或者耗用的资产。流动资产在资产负债表上主要包括这些项目：货币资金、短期投资、应收账款、预付账款和存货（药品、试剂、耗材、在加工物资）等。流动资产与固定资产是相对的概念，其一般特点是资金占用形态具有变动性、占用数量具有波动性、周转期限短及资金来源具有灵活多样性。医院资产中流动资产占比过高，会降低经营资金的周转效率和获利能力；占比过低，则影响偿债能力。故流动资产管理的关键，是在收益与风险间取得平衡，合理确定流动资产的规模和数量，合理配置流动资产，且进行动态管理。

(一) 货币资金的管理和核算

医院货币资金，是指医院在发生经济活动过程中，处于货币形态的资金，是医院流动资产的重要组成部分，它包括库存现金、银行存款和其他货币资金。货币资金是医院流动性最强、控制风险最高的资产，医院应该严格遵守国家规定的货币资金管理制度与银行结算制度，建立、健全货币资金的内控制度，具体应达到如下要求：

第一，货币资金的安全性。医院货币资金进出频繁，涉及的环节和人员广泛。医院应该通过良好的内部控制，确保企业库存现金安全，预防被盗窃、诈骗和挪用。

第二，货币资金的完整性。即检查医院收到的货币是否已全部入账，预防私设"小金库"等侵占医院收入的违法行为出现。

第三，货币资金的合法性。即检查货币资金取得、使用是否符合国家财经法规要求，手续是否齐备。

第四，货币资金的效益性。即合理调度货币资金，以便其发挥最大的效益。

第五，合理确定货币资金的持有量，保证货币资金收支平衡。

1. 现金

(1) 现金的管理。现金从理论上讲有广义与狭义之分：广义的现金是指随时可作为流通与支付手段的票证，不论是否法定货币或信用票据，只要具有购买或支付能力，均可视为现金，包括库存现款和视同现金的各种银行存款、流通证券等；狭义的现金是指单位所拥有的硬币、纸币，即由出纳员保管作为零星业务开支之用的库存现款。我国所采用的是狭义的现金概念。

现金是医院资产中流动性最强的资产。作为交换媒介之一，拥有流通、支付、存储三大职能。

(2) 现金的核算。

第一，从银行提取现金，按照提取金额，借记本科目，贷记"银行存款"科目；将现金存入银行，按照存入金额，借记"银行存款"科目，贷记本科目。

第二，从零余额账户中提取现金，借记本科目，贷记"零余额账户用款额度"科目。

第三，因支付内部职工出差等原因所需的现金，按照借出金额，借记"其他应收款"科目，贷记本科目；收到出差人员交回的差旅费剩余款并结算时，按实际收回的现金，借记本科目，按应报销的金额，借记有关科目，按实际借出的现金，贷记"其他应收款"科目。

第四，因其他原因收到现金，借记本科目，贷记有关科目；支出现金，借记有关科目，贷记本科目。

第五，医院应当设置"现金日记账"，按照业务发生顺序逐笔登记。每日终了，应当计算当日的现金收入合计数、现金支出合计数和结余数，并将结余数与实际库存数核对，做到账款相符。

每日账款核对中发现现金溢余或短缺的，应当及时进行处理。如发现现金溢余，属于应支付给有关人员或单位的部分，借记本科目，贷记"其他应付款"科目；属于无法查明的其他原因的部分，借记本科目，贷记"其他收入"科目。如发现现金短缺，属于应由责任人赔偿的部分，借记"其他应收款"科目，贷记本科目；属于无法查明原因的部分，报经批准后，借记"其他支出"科目，贷记本科目。

2. 银行存款

（1）银行存款的管理。银行存款是医院存放在开户银行里的货币资金。医院发生的各种结算款项，除按规定允许用现金结算的以外，其余都必须通过银行划转结算。银行存款的收支应由出纳人员负责管理，并按照规定办理。财务部门应做好银行存款的核算与管理，随时掌握存款的收支动态与余额，安排好医院资金的运用，保证医疗业务的正常运转及发展的需要。

根据国家规定，医院必须在银行开立存款户，以办理有关存款、取款和转账结算业务。医院应建立和健全银行存款结算与管理的内控制度。医院取得的各项收入都要纳入财务部门的统一管理，不得另设账户，防止和杜绝开立账户过多、过滥的现象。

按照现行银行结算办法的规定，通过银行办理结算的方式主要有支票、汇票、本票、信用卡、汇兑、委托收款和托收承付7种。

银行存款的管理原则，如下：

第一，认真贯彻执行国家的政策、法令。严格遵守国家银行的各项结算制度和现金管理制度。

第二，银行存款户只供本单位使用，不准出租、出借、套用或转让给其他单位或个人使用。

第三，银行存款户必须有足够的资金保证支付，加强支票管理，不准签发空头支票和其他远期支付的凭证。

第四，对支票等结算凭证，必须如实填明款项的来源或用途，不得巧立名目、弄虚作假，严禁利用账户搞非法活动。

第五，重视与银行的对账工作，认真及时地与银行对账单进行核对，保证账账相符，账款相符。月末，银行存款日记账余额与银行对账单余额之间如有差额，一般是由于双方记账错误或存在未达账项。所谓未达账项是指因凭证在传递过程中，造成单位于银行之间入账的时间先后不一致，从而发生一方已入账，另一方尚未入账的情况。医院财会部门必须对每一项未达账逐笔查明原因，进行处理，并应按月编制"银行存款余额调节表"调节相符。

调节未达账项的方法，是将本医院的"银行存款"余额和"银行对账单"余额，各自加上对方已收而本单位未收的未达账项减去对方已付而本单位未付的未达账项以后，检查两方余额是否相等。若不相符，则需及时查明原因，及时做出处理。

（2）银行存款的核算。

第一，将款项存入银行，借记本科目，贷记"库存现金""应收医疗款""医疗收入""科教项目收入"等科目。

第二，提取和支出存款时，借记"库存现金""应付账款""医疗业务成本""科教项目支出""管理费用"等科目，贷记本科目。

第三，医院发生外币业务的，应当按照业务发生当日的即期汇率（或当期期初），将外币金额折算为人民币记账，并登记外币金额和汇率。

期末，各种外币账户的外币余额应当按照期末汇率折合为人民币。按照期末汇率折合的人民币金额与原账面人民币金额之间的差额，作为汇兑损益计入当期管理费用：①以外币购入库存物资、设备等，按照购入当日的即期汇率（或当期期初）将支付的外币或应支付的外币折算为人民币金额，借记"固定资产""库存物资"等科目，贷记本科目、"应付账款"等科目的外币账户；②会计期末，根据各外币账户按期末汇率调整后的人民币余额与原账面人民币余额的差额，作为汇兑损益，借记或贷记本科目、"应付账款"等科目，贷记或借记"管理费用—其他费用"科目。

3. 零余额账户用款额度

零余额账户用款额度核算实行国库集中支付的医院根据财政部门批复的用款计划收到的零余额账户用款额度。零余额账户用款额度的主要账务处理如下：

（1）在财政授权支付方式下，收到授权支付到账额度时，根据收到的额度金额，借记本科目，贷记"财政补助收入"科目。

（2）支用零余额账户用款额度时，按照支付金额，借记"医疗业务成本""财政项目补助支出"等科目，贷记本科目；对于支用额度为购建固定资产、无形资产或购买药品等库存物资发生的支出，还应借记"在建工程""固定资产""无形资产""库存物资"等科目，贷记"待冲基金—待冲财政基金"科目。

（3）从零余额账户提取现金时，借记"库存现金"科目，贷记本科目。

（4）年度终了，依据代理银行提供的对账单中的注销额度，借记"财政应返还额度—财政授权支付"科目，贷记本科目。医院本年度财政授权支付预算指标数大于零余额账户用款额度下达数的，根据未下达的用款额度，借记"财政应返还额度—财政授权支付"科目，贷记"财政补助收入"科目。

（5）医院依据下年初代理银行提供的额度恢复到账通知书中的恢复额度，借记本科目，贷记"财政应返还额度—财政授权支付"科目。下年度医院收到财政部门批复的上年末未下达零余额账户用款额度时，借记本科目，贷记"财政应返还额度—财政授权支付"科目。

本科目期末借方余额，反映医院尚未支用的零余额账户用款额度。本科目年末应无余额。

4. 其他货币资金

其他货币资金是指医院采购药品、材料等经济业务需要，需取得银行汇票、银行本票或信用卡，而根据有关规定存入银行的款项，即银行本票存款、银行汇票存款、信用卡存款等。

为了核算其他货币资金的收付变动和结存情况，设置"其他货币资金"总账科目，借方反映其他货币资金的增加额；贷方反映其支用及减少额。余额在借方，表示其他货币资金的结存数。本科目应设置"银行本票存款""银行汇票存款""信用卡存款"等明细科目，进行明细核算。

（二）应收及预付款项的管理和核算

1. 应收及预付款项

应收及预付款项是指医院在开展业务活动和其他活动过程中形成的各项债权，包括应收医疗款、预付账款、财政应返还资金和其他应收款等。医院应加强应收及预付款项的日常管理，定期分析，确保资金往来及时结清，保证医疗机构资金正常周转。

（1）设置应收及预付账款明细分类账。医院为加强对应收及预付账款的管理，应在总分类账的基础上，再按信用客户或供应商的名称设置明细分类账，详细记载与各信用客户和供应商的往来情况。

（2）加强应收医疗款的管理。医院应控制应收医疗款的规模，根据病人病情和治疗需要合理确定预交金额度，加强病人预交金管理。医院还应加强应收医疗款的回收管理，及时与医保、公费医疗、特约单位等单位客户对账、结算，缩短回款期；加强对医保、公费医疗等医药费用的审核与监督，减少结算差额或扣款；督促经办人积极催款，降低欠费率，减少呆账的发生；同时，通过对应收医疗款的定期账龄分析，查找应收医疗款形成的原因，及时堵塞管理漏洞。

(3) 实行严格的坏账计提、核销制度，主要包括三个方面的内容：①准确地判断是否为坏账，按《医院财务制度》规定，对账龄超过三年，确认无法收回的应收医疗款和其他应收款可作为坏账损失处理；②在应收账款明细账中清晰地记载坏账的核销，对已核销的坏账仍要进行专门的管理，对坏账处理要按国有资产管理的有关规定报批，避免欠费核销的随意性，防止滥用职权或以权谋私的行为发生，经办人要认真清查坏账发生时间、责任人及原因等，并将情况详细登记造册备查；③收回已经核销的坏账，要及时进行会计处理。

2. 财政应返还额度

财政应返还额度，核算实行国库集中支付的医院应收财政返还的资金额度，具体账务处理应以主管财政机关核定结果为依据。

本科目应设置"财政直接支付"和"财政授权支付"两个明细科目，进行明细核算。

3. 应收款项

(1) 应收在院病人医疗款。本科目核算医院因提供医疗服务而应向住院病人收取的医疗款，应当按照住院病人对应收在院病人医疗款进行明细核算。因住院病人数量多、变化快，实际操作时，医院主要依靠住院信息系统实现对每一住院病人医疗款的明细核算，账务处理系统汇总反映应收在院病人医疗款的增减变化，财务部门应定期核对总账与明细账是否相符。

(2) 应收医疗款的核算。本科目核算医院因提供医疗服务而应向门诊病人、出院病人、医疗保险机构等收取的医疗款；应当按照门诊病人、出院病人、医疗保险机构等设置明细账，进行明细核算；期末的借方余额，反映医院尚未收回的应收医疗款金额。

(3) 其他应收款的核算。本科目核算医院除财政应返还额度、应收在院病人医疗款、应收医疗款、预付账款以外的其他各项应收、暂付款项，包括职工预借的差旅费、拨付的备用金、应向职工收取的各种垫付款项、应收长期投资的利息或利润等。本科目应按其他应收款的项目分类以及不同的债务人设置明细账，进行明细核算。

(4) 坏账准备的核算。坏账是指医院无法收回或收回的可能性极小的应收款项，由于发生坏账而造成的损失称为坏账损失，主要是医疗机构不能收回病人欠费或因违规治疗等管理不善原因被医疗保险机构拒付的金额。

医院应当于每年年度终了，对应收医疗款和其他应收款进行全面检查，分析其可收回性，对预计可能产生的坏账损失计提坏账准备计入当期管理费用。确认坏账损失并核销应收款。

医院可以采用应收款项余额百分比法、账龄分析法、个别认定法等方法计提坏账准备。坏账准备提取方法一经确定，不得随意变更。如需变更，应当按照规定权限报经批准，并在会计报表附注中予以说明。

（5）预付账款的核算。本科目核算医院预付给商品或服务供应商的款项，应按供应商设置明细账，进行明细核算。期末，科目借方余额，反映医院实际预付尚未结算的款项。

（三）库存物资的管理与核算

1. 库存物资的管理

库存物资是医院流动资产的重要组成部分。存货是指医院为开展医疗服务及其他活动而储存的低值易耗品、卫生材料、药品、其他材料等物资。

低值易耗品指劳动资料中单位价值在规定限额以下或使用年限比较短（一般在一年以内）的物品。它跟固定资产有相似的地方，在生产过程中可以多次使用不改变其实物形态，在使用时也需维修，报废时可能也有残值。在医院，按其用途可分为：医用低值易耗品（如手术器械）和一般低值易耗品（如维修工具、工作服等）。

药品是医疗机构为了开展医疗活动而储备的，用以出售或提供医疗服务过程中耗用的各类药品，包括西药、中成药及中草药。

卫生材料是医院临床科室、医技科室在为病人诊疗、检验检查过程中使用而消失或改变实物形态的物品。一般包括医用耗材、检验试剂及医用气体等。

其他材料是医院为了保证正常工作需要而供应的除低值易耗品、卫生材料和药品以外的其他公用物资，包括柴油、百货用品、五金材料等。

2. 库存物资的核算

（1）核算内容及明细科目设置。《医院会计制度》设置了总账科目"库存物资"，用以核算医院为了开展医疗活动及其辅助活动而储存的药品、卫生材料、低值易耗品、其他材料的实际成本。

本科目应当按照库存物资的类别，如"药品""卫生材料""低值易耗品"和"其他材料"设置一级明细科目。

"药品"一级明细科目下应设置"药库""药房"两个二级明细科目，并按西药、中成药、中草药设置三级明细科目，进行明细核算。对于内设多个药房的医院，建议按照具体明细药房设置四级明细科目。

"卫生材料"一级明细科目下可设"医用耗材""检验试剂""医用气体""血液"及"其他卫材"等二级明细科目。

"低值易耗品"一级明细科目下可设"被服""医疗器械""其他低值易耗品"等二级明细科目。

"其他材料"一级明细科目下可设"燃料""百货""维修材料""其他"等二级明细科目。上述各明细科目期末借方余额，反映医院各类库存物资的实际成本。

医院物资管理部门应当在本科目明细账下，按品名、规格设置数量金额明细账。准确记录库存物资的"收、发、存"。

（2）库存物资取得的核算。库存物资在取得时，应当以其成本入账。取得库存物资单独发生的运杂费，能够直接计入医疗业务成本的，计入医疗业务成本；不能直接计入医疗业务成本的，计入管理费用。

第一，外购。外购的库存物资，按照实际购入价（含增值税额，下同）计价，不含运杂费。经验收入库后，按确定的成本，借记"库存物资"，贷记"银行存款""应付账款"等科目。

使用财政补助、科教项目资金购入的物资验收入库，按确定的成本，借记"库存物资"，贷记"待冲基金"科目；同时，按照实际支出金额，借记"财政项目补助支出""科教项目支出"等科目，贷记"财政补助收入""零余额账户用款额度""银行存款"等科目。

第二，自制。自制的库存物资加工完成并验收入库，按照所发生的实际成本（包括耗用的直接材料费用、发生的直接人工费用和分配的间接费用），借记本科目，贷记"在加工物资"科目。

第三，委托外单位加工。委托外单位加工收回的库存物资，按照所发生的实际成本（包括加工前发出物资成本和支付的加工费），借记本科目，贷记"在加工物资"科目。

第四，接受捐赠。接受捐赠的库存物资，其成本比照同类或类似物资的市场价格或有关凭据注明的金额确定。接受捐赠的物资验收入库，按照确定的成本，借记本科目，贷记"其他收入"科目。

（3）库存物资发出的核算。库存物资在发出时，应当根据实际情况采用个别计价法、先进先出法或者加权平均法，确定发出物资的实际成本。计价方法一经确定，不得随意变更。

（4）库存物资的清查盘点。最经济、最有效的资产保全措施是定期或不定期地对资产进行盘点核对。现场实物清查盘点是保证资产真实性和完整性的根本措施。医院应建立健全库存物资缺损、报废、时效的控制制度和责任追究制度，完善盘点制度。各种库存物资应当定期进行清查盘点，每年至少盘点一次，年终必须进行全面盘点清查，保证账实相符。盘点时，财务、审计等相关部门要派员监盘。对于发生的盘盈、盘亏以及变质、毁损等物资，应当先记入"待处理财产损溢"科目，并及时查明原因，根据管理权限报经批准后及时进行账务处理。

二、固定资产的管理和核算

（一）固定资产的管理

固定资产是指单位价值在 1000 元及以上（其中，专业设备单位价值在 1500 元及以上），使用期限在 1 年以上（不含 1 年），并在使用过程中基本保持原有物质形态的资产。价值虽未达到规定标准，但耐用时间在 1 年以上（不含 1 年）的大批同类物资，应作为固定资产管理。

1. 固定资产实物管理

《医院财务制度》规定，医院应设置专门管理机构或专人，使用单位应指定人员对固定资产实施管理，并建立健全各项管理制度。

（1）建立健全三账一卡制度，即财务部门负责总账和一级明细分类账，固定资产管理部门负责二级明细分类账，使用部门负责建卡（台账）。

（2）建立健全大型医疗设备责任制，指定专人管理，制定操作规程，建立设备技术档案和使用情况报告制度。

（3）建立健全资产共享、共用制度，以提高资产使用效率。

（4）建立健全定期实地盘点制度，对盘盈、盘亏的固定资产，应当及时查明原因，并根据规定的管理权限，报经批准后及时进行处理。

（5）建立健全信息化管理及定期对账制度，固定资产管理部门要对固定资产进行电子信息化管理，定期与财务部门核对，做到账账相符、账卡相符、账实相符。

2. 固定资产账务及辅助管理

（1）明细账务核算。医院应当设置"固定资产登记簿"和"固定资产卡片"，按固定资产类别、使用部门和每项固定资产设置明细账，进行明细核算。医院应当在固定资产明细账中登记每项固定资产采购款中财政补助资金、科教项目资金、其他资金的金额及其所占的比例。

（2）辅助登记管理。设置备查簿登记出租、出借或作为担保的固定资产，同时应当在本科目核算；设置辅助账登记经营租入的固定资产，不在本科目核算。

3. 固定资产的分类

医院固定资产主要包括房屋及建筑物、专业设备、一般设备和其他固定资产。两种特殊情况说明如下：

（1）应用软件的确认。对于应用软件，如果其构成相关硬件不可缺少的组成部分，应当将该软件价值包括在所属硬件价值中，一并作为固定资产进行核算；如果该软件为医院购入，且不构成相关硬件不可缺少的组成部分，应当将该软件作为无形资产核算。

（2）图书的确认。新的分类中不再将图书作为固定资产，但为了加强实物管理，医院的图书应当参照固定资产进行管理，但不计提折旧。

（二）固定资产的核算

为了核算固定资产的增减变动和结存情况，设置"固定资产"科目，借方登记固定资产增加的原值，贷方登记固定资产减少的原值，借方余额表示固定资产的原值总额。本科目按固定资产类别及项目设置明细账，进行明细核算。

1. 固定资产的初始计量

（1）外购固定资产。外购的固定资产，应当按取得时的实际成本作为入账成本，其成本包括实际支付的买价、相关税费以及使固定资产达到预定可使用状态前所发生的可直接归属于该项资产的运输费、装卸费、安装费和专业人员服务费等。

（2）自行建造固定资产。自行建造的固定资产，其成本包括该项资产完工交付使用前所发生的全部必要支出。工程完工交付使用时，按自行建造过程中发生的实际支出，借记本科目，贷记"在建工程"科目。

（3）固定资产的改建、扩建以及大型修缮。这类固定资产成本根据原固定资产账面价值，减去改建扩建以及大型修缮过程中的变价收入，加上改建、扩建以及大型修缮过程中的支出，减去改建、扩建以及修缮过程中的变价收入，再扣除拆除部分固定资产账面价值后的金额确定。

（4）融资租入固定资产。医院融资租入固定资产应当在本科目及长期应付款中核算。根据确定的成本借记本科目，根据租赁协议或合同确定的租赁价款贷记"长期应付款"。融资租赁过程中发生的银行存款支出贷记"银行存款"。

（5）无偿调入或接受捐赠固定资产。无偿调入或接受捐赠固定资产的成本，比照同类或类似资产的市场价格或有关凭据注明的金额加上相关税费确定。

2. 固定资产的折旧

按《医院财务制度》规定，医院原则上应当根据固定资产性质，在预计使用年限内，采用平均年限法或工作量法计提折旧（固定资产折旧年限见附表）。计提折旧的具体办法由各省（自治区、直辖市）主管部门会同财政部门规定或审批。

（1）固定资产折旧总额。固定资产计提折旧不考虑净残值，即折旧总额应当等于固定资产成本。固定资产发生更新改造等后续支出而延长其使用年限的，应当按照更新改造后重新确定的固定资产成本以及重新确定的折旧年限，重新计算折旧额。

（2）固定资产折旧期。

第一，自有固定资产。当月增加的固定资产，当月不提折旧，从下月起计提折旧；当月减少的固定资产，当月仍计提折旧，从下月起不提折旧；已提足折旧仍继续使用的固定资产，不再计提折旧。

第二，融资租入固定资产。融资租入固定资产的折旧政策应当与自有固定资产一致，能够合理确定租赁期届满时将会取得租入固定资产所有权的，应当在租入固定资产尚可使用年限内计提折旧；无法合理确定租赁期届满时能够取得租入固定资产所有权的，应当在租赁期与租入固定资产尚可使用年限两者中较短的期间内计提折旧。

第三，更新改造固定资产。固定资产发生更新改造等后续支出而延长其使用年限的，应当在更新改造后重新确定折旧年限。

（3）固定资产折旧范围。固定资产提足折旧后，无论能否继续使用，均不再提取折旧；提前报废的固定资产，也不再补提折旧。

（4）会计处理。《医院会计制度》规定，按月提取固定资产折旧时，按照财政补助、科教项目资金形成的金额部分，借记"待冲基金—待冲财政基金""待冲基金—待冲科教项目基金"科目，按照应提折旧额中的其余金额部分，借记"医疗业务成本""管理费用""其他支出"等科目，按照应计提的折旧额，贷记"累计折旧"科目。

对于具有多种用途、混合使用的房屋等固定资产，其应提的折旧额应当采用合理的方法分摊计入有关科目。

固定资产处置或盘亏时，应对所处置或盘亏固定资产的账面价值减去该资产对应的尚未冲减完毕的待冲基金余额后的金额，借记有关科目，按已提取的折旧借记本科目，按相关待冲基金余额，借记"待冲基金"科目，按固定资产账面余额，贷记"固定资产"科目。

3. 固定资产后续支出

与固定资产有关的更新改造等后续支出，应分别按以下情况处理：

（1）为增加固定资产的使用效能或延长其使用寿命而发生的改建、扩建或大型修缮等后续支出，应当计入固定资产账面价值，通过"在建工程"科目核算。有关账务处理参见"在建工程"科目。

（2）为了维护固定资产的正常使用而发生的修理费等后续支出，应当计入当期费用，借记"医疗业务成本""管理费用"等科目，贷记"银行存款"等科目。

三、无形资产的管理和核算

（一）医院无形资产的管理

无形资产是指不具有实物形态、能为医院带来某种权利的非货币性资产。包括专利权、非专利技术、版权、著作权、土地使用权，以及医院购入的不构成相关硬件不可缺少组成部分的应用软件及其他财产权利等。

1. *无形资产的内容体系*

无形资产的种类很多，一般包括专利权、著作权、版权、土地使用权、非专利技术、医院购入的不构成相关硬件不可缺少组成部分的应用软件及其他财产权利等。

（1）专利权。专利权是政府有关部门向发明人授予的在一定期限内生产、销售或以其他方式使用发明的排他权利。专利分为发明、实用新型和外观设计三种。

（2）商标权。商标专用权简称商标权，是指商标主管机关依法授予商标所有人对其注册商标受国家法律保护的专有权，包括商标注册人对其注册商标的排他使用权、收益权、处分权、续展权和禁止他人侵害的权利。

（3）著作权。著作权，又称为版权，是指文学、艺术、科学作品的作者依法对他的作品享有的一系列的专有权。著作权是一种特殊的民事权利。它与工业产权构成知识产权的主要内容。在广义上，它也包括法律赋予表演者、音像制作者广播电台、电视台或出版者对其表演活动、音像制品、广播电视节目或版式设计的与著作权有关的权利。

（4）土地使用权。土地使用权是指国家机关、企事业单位、农民集体和公民个人，以及三资企业，凡具备法定条件者，依照法定程序或依约定对国有土地或农民集体土地所享有的占有、利用、收益和有限处分的权利。

（5）非专利技术。非专利技术又称专有技术，是指未经公开也未申请专利但在生产经营活动中已采用了的、不享有法律保护，但为发明人所垄断，具有实用价值的各种技术和经验，如设计图纸、资料、数据、技术规范、工艺流程、材料配方、管理制度和方法等。

（6）应用软件（不构成相关硬件不可缺少组成部分）。《医院财务制度》规定，医院购入的不构成相关硬件不可缺少组成部分的应用软件应当作为无形资产核算。是否购入，是否构成相关硬件不可缺少组成部分，是判断应用软件是否作为无形资产管理的标准，两个条件缺一不可。对于应用软件，如果其构成相关硬件不可缺少的组成部分，应当将该软件价值包括在所属硬件价值中，一并作为固定资产进行核算。

（7）商誉。商誉是能在未来为医院经营带来超额效益的潜在经济价值，是医院整体价值的组成部分。《医院财务制度》规定，商誉除合作外，不得作价入账。

2. 无形资产的内部控制

医院应当保证与无形资产相关的业务活动按照适当的授权进行；保证所有无形资产交易和事项以正确的金额，在恰当的会计期间及时记录于适当的账户，使财务报表的编制符合会计准则的相关要求；保证对无形资产和记录的接触、处理均经过适当的授权；保证账面无形资产与实存无形资产定期核对相符。

同时，医院应当对无形资产业务建立严格的授权批准制度，明确授权批准的方式、权限、程序、责任和相关控制措施，规定经办人的职责范围和工作要求。严禁未经授权的机构或人员办理无形资产业务。

(二) 医院无形资产的核算

医院应当按照无形资产的类别和项目设置明细账，进行明细核算。同时在明细账中，详细登记每项无形资产入账成本中财政补助资金、科教项目资金、其他资金的金额及其所占的比例。

1. 无形资产取得的核算

无形资产在取得时，应当按照取得时的实际成本入账。

(1) 购入的无形资产，其成本包括实际支付的购买价款、相关税费以及可归属于该项资产达到预定用途所发生的其他支出。

使用财政补助、科教项目资金购入无形资产的，按构成无形资产成本的支出金额，借记"无形资产"科目，贷记"待冲基金—待冲财政基金""待冲基金—待冲科教项目基金"科目。

(2) 自行开发并按法律程序申请取得的无形资产，其成本包括：按依法取得时发生的注册费、聘请律师费等费用。

2. 无形资产的摊销

(1) 无形资产摊销方法及摊销期间。医院无形资产应当从取得当月起，在法律规定的有效使用期内平均摊销。无形资产摊销期间与固定资产折旧期间的不同之处在于：前者从取得当月起摊销，后者从取得次月起折旧。

(2) 无形资产摊销年限。无形资产摊销涉及两个年限：法律规定有效年限和合同规定受益年限。

(3) 无形资产摊销的会计处理。按月计提无形资产摊销时，按照财政补助、科教项目资金形成的金额部分，借记"待冲基金—待冲财政基金""待冲基金—待冲科教项目基金"科目，按照应提摊销额中的其余金额部分，借记"医疗业务成本""管理费用"等科目，按照应计提的摊销额，贷记"累计摊销"科目。

3. 无形资产后续计量

无形资产的后续支出，可分为资本性支出和费用性支出。

（1）为增加无形资产的使用效能而发生的后续支出，应当计入无形资产账面价值，借记本科目，贷记"银行存款"等科目。

当无形资产发生资本性支出，需要对其摊销情况重新计算。

（2）为维护无形资产正常使用而发生的后续支出，应当计入当期费用，借记"医疗业务成本""管理费用"等科目，贷记"银行存款"等科目。

第三章　现代医院收入管理与核算实践

第一节　现代医院收入概述

医院收入是指医院在开展医疗服务及其他活动过程中依法取得的非偿还性资金。"在医院的日常运营中，医院收入是重要的资金来源。"[1] 医疗服务及其他活动包括医院提供的医疗、科研、教学以及与之相关的其他活动。医院为了进行这些活动，需要消耗各种资源，并需要不断获得补偿以确保活动的持续进行。

在开展这些活动时，需要消耗各种资源，为了使各项医疗活动不间断地进行，需要不断地取得补偿，医院取得的补偿包括国家财政补助、向病人收费、医疗保险机构付费，这些都构成了医院的收入。在市场经济条件下，医院经批准可以利用暂时闲置的资产对外投资，投资取得的收益也构成医院收入。

医院的收入对于医院的正常运营和提供高质量的医疗服务至关重要。医院需要合理管理收入，确保用于改善医疗设施、提升医疗技术、培养人才以及满足日常运营的需求，以更好地为病人提供医疗服务。

一、医院收入的特征

（一）收入产生于医院的日常活动

医院的日常活动同工商企业是不一样的，其一般不从事物质资料的生产或商品流通活动，其主要任务是围绕党和政府确定的卫生工作方针，开展医疗服务活动和与之相关的其他活动，由于医院是公益性的事业单位，其开展业务活动所耗费的资源通常不能通过向病人收取费用得到完全补偿，还需要政财政部门、主管部门或上级单位给予补助。

因此，医院的收入源于为病人提供医疗服务后收取的医疗收入、政府财政补助收入、主管部门补助收入等。医院还可以通过开展同医疗相关的活动取得收入，如制剂生产、对外投资等，用来补偿医疗活动中的耗费。

---

[1]王鑫. 医院收入管理工作的探讨［J］. 中小企业管理与科技，2015（14）：66.

（二）收入是依法取得的

医院的收入，必须符合国家有关法律、法规和制度的规定，如财政补助收入必须通过法定程序报批后，方能取得。医院的医疗服务收入，其收费项目和收费标准都由政府管制，医疗服务项目、收费价格必须按照规定程序经过有关部门批准后，才能向服务对象收取。医院的药品价格、药品加成政策也由政府管制。医院的其他收入，也要按照规定的程序和规则依法取得。

（三）收入必然导致净资产的增加

医院的收入可以通过增加资产或减少负债来最终导致医院净资产的增加。当医院获得收入时，它可以采取以下方式来增加资产或减少负债，从而增加净资产。

1. 增加资产

（1）投资设备和技术。医院可以利用收入购买先进的医疗设备和技术，提高医疗服务的质量和效率。这将增加医院的固定资产和技术能力。

（2）扩大诊疗规模。医院可以利用收入扩大诊疗规模，增加诊疗科室、床位和人员配置，以满足更多患者的需求。这将增加医院的运营资产和基础设施。

（3）开展新的医疗服务。医院可以利用收入开展新的医疗服务，例如引入新的专科领域、提供特色医疗服务等。这将扩大医院的业务范围和市场份额。

（4）建设新的医疗机构。医院可以利用收入在其他地区或社区建设新的医疗机构，扩大医院的覆盖范围和市场份额。

2. 减少负债

（1）偿还债务。医院可以利用收入偿还已有的债务，包括贷款、债券等。这将减少医院的负债总额和债务利息支出。

（2）控制成本。医院可以通过有效的成本控制措施，降低运营成本和费用，从而减少负债。这可以包括优化人员配备、合理采购和供应链管理、提高效率等。

通过增加资产或减少负债，医院可以增加净资产。净资产的增加对医院的发展和稳定非常重要，它提供了增强财务实力、扩大业务规模和提升医疗服务质量的基础。同时，增加净资产也为医院提供了更多的投资和发展机会，以适应不断变化的医疗市场需求。

（四）收入是非偿还性资金

在医院运营过程中，医院可以获得各种收入来源，其中有些收入是不需要偿还的。这些收入可以包括来自患者的医疗费用、医保基金的结算款项、药品和医疗器械的销售收入等。这些收入是医院正常运营的一部分，用于支持医院的日常运作和提供医疗服务。

二、医院收入的分类

（一）医疗收入

医疗收入是指医院开展医疗服务活动所获得的收入，主要包括门诊收入和住院收入。门诊收入是指患者在医院门诊部接受诊疗服务后支付的费用，通常包括挂号费、诊查费、检验费、药品费等。住院收入是指患者在医院住院期间所支付的费用，包括床位费、手术费、治疗费、药品费等。

医疗收入是医院的主要经济来源之一，对医院的运营和发展至关重要。医院通过提供医疗服务，为患者提供诊断、治疗和护理等服务，并收取相应的费用来获取医疗收入。这些收入可以用于支付医务人员工资、购买医疗设备和药品、改善医疗服务质量、扩大医疗设施规模等。

医疗收入的规模和构成会受到多种因素的影响，例如医院的规模和特色、患者的就诊需求、医保政策、药品价格等。医院通常会制定合理的收费标准，根据诊疗项目的复杂程度、医疗资源消耗、市场竞争等因素来确定收费水平，以确保医疗服务的可持续性和经济效益。

对于医院管理者和决策者来说，了解和分析医疗收入的情况对于制定财务预算、优化医疗资源配置、改进收入管理策略等方面非常重要。同时，医疗收入的增长和稳定也是医院长期发展的关键因素之一，因此需要加强收入监测和管理，以确保医院经济运行的健康发展。

（二）财政补助收入

医院按部门预算隶属关系从同级财政部门取得的各类财政补助收入可以分为基本支出补助收入和项目支出补助收入。

1. 基本支出补助收入

基本支出补助收入是指由财政部门拨入的符合国家规定的离退休人员经费、政策性亏损补贴等经常性补助收入。这些补助收入主要用于满足医院日常运营所需，包括支付离退休人员的工资、养老金和医疗保障等费用，以及弥补政策性亏损的补贴。

2. 项目支出补助收入

项目支出补助收入是指由财政部门（包括发展改革部门安排的基建投资）拨入的专项补助收入，主要用于基本建设和设备购置、重点学科发展、承担政府指定公共卫生任务等方面。这些补助收入是针对特定项目或任务的资金支持，用于提升医院的设施设备水平、推进学科发展和承担特定的公共卫生任务。

这些财政补助收入对医院的财务状况和经营能力具有重要影响。基本支出补助收入可以帮助医院满足日常运营所需，保障离退休人员的福利待遇，并弥补政策性亏损。而项目支出补助收入则为医院提供了专项资金支持，用于改善设施设备、推进学科建设和履行公共卫生任务，从而提升医院的服务能力和水平。

（三）科教项目收入

科教项目收入是指医院除财政补助收入外，专门用于科研和教学项目的收入。这些收入来源于医院参与科学研究、教育培训和学术交流等活动，旨在促进医院的科技创新和学术发展。

1. 科研项目

医院参与各类科研项目，包括国家级、省级或市级科研计划和课题的承担和实施。这些项目可能涉及基础研究、应用研究、临床试验等不同领域和层次的科学研究。

2. 教学项目

医院开展各类医学教育项目，包括举办学术会议、培训班、研讨会等。这些项目旨在提升医院医疗团队的专业能力和学术水平，促进医学教育和培训的发展。

3. 学术交流项目

医院组织或参与各类学术交流活动，如学术讲座、国际合作与交流项目、科学会议等。这些项目旨在促进医院与国内外医学界的交流与合作，推动学术研究的进展和创新。

4. 科技成果转化项目

医院将科研成果转化为实际应用的项目，包括技术转让、技术合作、科技成果推广和应用示范等。这些项目旨在将科学研究的成果应用于医院的临床实践和医疗服务中，提升医院的科技水平和医疗质量。

科教项目收入对医院的发展非常重要，它不仅能够为医院提供额外的财务支持，还能够促进医院的科研创新和学术进步。通过参与科研和教学项目，医院能够吸引优秀的科研人才和学术人才，提升医院的学术声誉和竞争力。同时，科教项目收入的增加也有助于医院提升技术设备和教学资源的投入，进一步提高医院的服务质量和医疗水平。

（四）其他收入

第一，培训收入。医院可能提供各种培训课程和培训服务，如医学培训、专业技能培训等，通过收取培训费用来获取收入。

第二，食堂收入。医院内设有食堂或提供餐饮服务，向医院员工、患者及其家属等提供餐饮服务，从中获得食堂收入。

第三，银行存款利息收入。医院可能将闲置资金存入银行，根据存款金额和利率，获得银行存款利息作为收入。

第四，租金收入。医院可能将自有的房产或设备租给其他机构或个人使用，通过收取租金来获取收入。

第五，投资收益。医院可能进行各种投资活动，如购买股票、债券、基金等金融产品，通过投资收益来获得额外的收入。

第六，财产物资盘盈收入。医院在进行财产盘点时，如果发现实际库存超过了账面库存，这部分差额可以作为财产物资盘盈收入。

第七，捐赠收入。医院可能接受来自社会各界的捐赠，包括现金捐赠、物资捐赠等，作为医院的捐赠收入。

第八，确实无法支付的应付款项。在一些特殊情况下，医院可能面临无法支付的应付款项，如无力偿还的债务、法律判决或仲裁裁决的赔偿金等。

这些其他收入来源可以为医院增加额外的资金流入，支持医院的运营和发展。然而，需要注意的是，这些收入来源可能会受到相关法规和政策的限制，医院需要合法合规地管理和使用这些收入。

三、医院收入的管理

（一）充分利用现有条件积极组织收入

随着社会经济的发展，人民群众对医疗服务的需求不断增长，医院作为医疗服务的提供者，需要通过发展和改善服务来满足这一需求。在市场经济条件下，医院要实现可持续发展，除了依赖财政部门的支持外，还需要充分利用人才、技术和设备等资源优势，同时保证服务质量，不断提高效率，拓宽服务范围，并积极、合理地组织各种收入，不断扩大财源，增强自身的发展能力。

第一，人才优势的充分利用。医院应积极吸引、培养和留住高素质的医疗人才，建立科学合理的人员激励机制，发挥医生、护士和其他医务人员的专业优势，提高医疗服务质量和效率。

第二，技术和设备的提升。医院应不断引进先进的医疗技术和设备，提高医疗服务水平，满足人民群众对高质量医疗的需求。同时，合理利用现有设备，提高设备利用率，降低运营成本。

第三，拓宽服务范围。医院可以通过扩大科室设置、增加专科医生和临床专家的数量，开展多样化的医疗服务，满足人民群众多样化的医疗需求。

第四，收入多元化。医院可以积极探索多种收入来源，如开展健康体检、提供健康咨询服务、开设特色医疗项目等，增加非医疗收入的比重，减轻对医疗费用的依赖。

第五，提高运营效率。医院应注重优化管理流程，提高医疗资源的利用效率，减少资源浪费，降低运营成本，提高盈利能力。

第六，建立合理的财务管理体系。医院应建立健全的财务管理体系，加强财务预算和成本控制，合理配置财务资源，确保财务的可持续发展。

（二）正确处理社会效益与经济效益的关系

医院在开展医疗业务活动的过程中，必须将社会效益放在首位，应承担更多的社会责任，充分体现医院的公益性。努力做到有利于人民群众的健康改进，有利于卫生事业的发展，有利于社会和谐发展。同时，医院在组织收入活动中也要强调经济效益，应加强管理，通过提升技术、提高服务质量、改进效率来增加经济效益。将社会效益与经济效益有效结合起来，不能单纯追求经济效益而忽视社会效益。

（三）保证收入的合规性与合理性

医院在组织收入的过程中，要特别强调收入的合规性和合理性。合规性就是要依法办事，严格执行国家物价政策，建立健全各项收费管理制度。调整收费项目和收费标准，必须按照规定程序经有关部门批准，不得自立项目乱收费。合理性就是要从病人的角度，按照病情的基本需要，合理检查、合理施治、合理用药，以避免给病人带来不合理的经济负担。

（四）收入管理的注意事项

第一，对财政补助收入，要严格按照国家规定的财政经费科目、内容、程序，进行申报、领拨、使用、核销，并按照预算级次和预算科目进行明细反映。

第二，对按规定应上缴的收入要及时上缴，如转让资产收入等。

第三，对医疗收入等服务性收入，要严格执行物价收费标准。

第四，注意划清三个界限：①划清基建投资与事业经费的界限；②划清财政补助收入与上级补助收入的界限；③划清医疗收入与对外投资收入的界限。

（五）严格收入凭证的管理

收入凭证是医院与其他单位或个人之间发生经济往来的书面证明。它在医院的财务管理中具有重要的作用，既与增加医院资产或减少医院负债有关，又是医院核算各项收入的依据。为了确保凭证的合法性和准确性，医院需要按照有关规定使用统一监制的收费票据，并建立严格的管理制度来监控和控制凭证的使用。

在填制收入凭证时，医院应按照要求进行详细记录，并确保凭证的真实性和完整性。凭证上应包含相关的信息，例如收费项目、金额、收款人、日期等。此外，为了确保凭证的准确性，医院应加强对凭证的复核、检查和保管。复核环节可以由多个人员参与，以确保填制的凭证符合规定并无误。检查凭证的过程可以包括核对凭证的内容与实际情况是否一致，以及核对凭证的编号和顺序是否正确。为了保护凭证的安全，医院还需要建立相应的保管制度，确保凭证的存档和保管工作得到妥善进行。

通过建立严格的收入凭证管理制度，医院可以确保收入的准确记录和跟踪，同时也能提高财务管理的规范性和透明度。凭证的正确使用和管理对于医院的财务健康和合规性具有重要意义。

（六）建立健全收入管理制度

第一，当日收入原则。医院的收入应当在当天进行入账，并及时进行结算。这样可以确保收入的及时性和准确性，避免收入的滞留和误差。

第二，严禁隐瞒、截流、挤占和挪用。医院工作人员在收入管理过程中严禁隐瞒、截流、挤占和挪用收入。所有收入都应当按照规定的程序和渠道进行记录和管理，确保收入的合法性和透明度。

第三，现金收入不得坐支。医院的现金收入应当全部上缴至财务部门或专门的收入管理部门，严禁医务人员私自使用现金收入进行个人开支或其他用途。这样可以有效防止现金收入的滥用和财务风险的产生。

此外，医院还可以采取其他措施来完善收入管理制度，例如加强收入核对和审计工作，建立健全的收费标准和收费管理规定，加强对医疗服务的监督和评估，提高医务人员的收入管理意识和专业素养，加强信息系统的建设和运用等。

通过完善收入管理制度和采取相应措施，医院可以提高收入管理的效率和准确性，确保收入的合规性和透明度，维护医院的财务健康和声誉。这对于医院的可持续发展和提供高质量的医疗服务至关重要。

第二节 医院医疗收入的管理与核算

医疗收入是指医院开展医疗服务活动取得的收入，包括门诊收入和住院收入。医疗服务是医院业务工作的主体和中心，在开展医疗业务活动中，医护人员借助各种诊疗手段和专业技术为病人进行各种检查、治疗。这些检查和治疗有的在门诊进行，有的则在住院部进行。医疗收入是医院收入的主要来源。

一、医疗收入的管理

(一) 严格执行医疗服务收费标准

医疗收费标准的统一制定是由省（市、自治区或单列市）的物价部门、财政部门与卫生主管部门共同制定的。这些标准具有很强的政策性，医院必须严格执行，不得以任何理由违反物价政策或更改收费标准。

医疗收费标准的制定是为了保障公众的合理医疗费用，并维护医疗市场的秩序和公平性。统一的收费标准可以确保医疗服务的价格合理、透明，并减少不当的价格差异。这有助于提高医疗资源的配置效率，促进医疗服务的公平性和可及性。

医疗收费标准的制定过程通常会考虑多个因素，包括医疗服务的成本、医疗技术的水平、医疗设备的投入、药品费用、人员成本以及相关的行业政策等。制定标准时，会进行综合考虑，确保收费标准与实际情况相符，并与医疗服务的质量和效果相匹配。

医院作为医疗服务的提供者，必须遵守统一的收费标准，并按照标准执行收费。不得擅自调整或变更收费标准，也不能以任何理由违反物价政策。这样可以保证医疗服务的价格公正合理，维护医院的声誉和社会信任。

(二) 严格执行药品及卫生材料的价格管理及招标采购规定

医院在药品及卫生材料的招标采购过程中必须认真执行国家相关规定。这包括严格按照国家规定的价格和加成标准进行采购，确保合理、公正、透明的采购过程。

医院必须依法遵守国家关于药品及卫生材料招标采购的规定意味着医院不得自行招标采购药品及卫生材料，必须按照国家规定的程序和要求进行采购活动。

医院在采购药品及卫生材料时，必须严格执行国家规定的价格和加成标准。这意味着医院不得违反国家规定自行确定药品及卫生材料的价格，也不得以任何方式违规变相提高采购价格。

遵守国家规定的招标采购制度对医院至关重要。它有助于确保医院采购活动的公平竞争性，提高采购的透明度和效率，保证药品及卫生材料的质量和价格合理。

（三）建立健全医疗收入凭证的控制、审核和管理

医院的医疗收入凭证，包括挂号、住院、诊察、检查、化验、手术、药品、材料等收费凭证都必须由医院财务部门根据规定统一印制、验收、登记和保管，其他任何部门不准自行印发，更不准以便条作为收入凭证。为规范收入凭证管理，财务部门应指定专人对各类凭证，包括已用完收回的存根，进行专门登记、保管。不准任意领发、销毁，要严格领发手续，按规定发放。医院的各项收入都必须依法开给病人收款收据，凭证的填写要清楚，不得任意涂改，否则无效。收费收据要按编号顺序连号使用，作废的要全份保存注销，收费收据遗失要追究当事人的责任，严肃处理。医院财务部门要加强收入凭证的复核检查工作，医院各项收入凭证，要做到有专人进行复核或抽查，以防止错收、漏收，并堵塞漏洞。

（四）加强病人欠费管理，努力做好催收工作

针对门诊和住院病人的欠费情况，为了避免长期拖欠、减少资金占用和坏账损失，企业应该根据实际情况合理配置专职或兼职人员来进行催收工作。这些催收人员应该具备催收技巧和良好的沟通能力，能够与病人及其家属进行有效的沟通和协商。

催收工作的目标是尽快收回欠费，并避免欠费持续积累。为了实现这一目标，可以采取以下四条措施：

第一，建立良好的催收流程和标准。制定明确的催收流程和标准，包括催收时机、方式和频率等。确保催收工作有序进行，并减少漏催或错催的情况。

第二，及时与病人进行沟通。催收人员应及时与病人进行沟通，了解欠费原因，并寻求解决方案。可以提供分期付款、调整费用或制定还款计划等方式来减轻病人的经济负担。

第三，加强与保险公司的合作。如果病人有医疗保险，催收人员应与保险公司合作，确保欠费部分能够及时得到支付或结算，减少病人的经济压力。

第四，定期进行欠费统计和分析。定期统计和分析欠费情况，及时发现欠费问题的趋势和病人群体，针对性地采取措施，防止欠费问题的扩大和恶化。

对于已经发生的坏账，企业应按照规定和程序进行处理。这包括核实欠费情况、与病人协商解决方案、记录坏账和准备相应的报告等。及时处理坏账可以减少企业的损失，并有助于维护良好的财务状况。

（五）医疗收入应及时入账

医院的医疗收入必须及时入账。每日业务终了，挂号、收款员应将当日收入在核对无误的基础上，按照医院规定，填制缴款单、日报表或结算单，连同现金、银行存款等，解缴财会部门，由财会部门出纳员审核签收集中送存开户银行，或由门诊、住院收费处每日集中送存开户银行，以银行交款单与财务部门结算。不准任何人在门诊、住院收费处借用、挪用、垫支公款，否则应以违反财政纪律处理。

二、医疗收入的核算

（一）医疗收入的账户设置

医院应当设置"医疗收入"科目，核算医院开展医疗服务活动取得的收入，并在该科目下设置"门诊收入""住院收入"两个一级明细科目，进行明细核算。

该科目属于收入类科目，借方登记收入的退还、冲销、转出数，贷方登记发生的收入数，余额反映收入的累计数。月末将累计数转至"本期结余"科目后，该科目无余额。

1. "门诊收入"一级明细科目

"门诊收入"一级明细科目，核算医院为门诊病人提供医疗服务所取得的收入。该一级明细科目下应当设置"挂号收入""诊察收入""检查收入""化验收入""治疗收入""手术收入""卫生材料收入""药品收入""药事服务费收入""其他门诊收入""结算差额"等二级明细科目，进行明细核算。其中："药品收入"二级明细科目下，应设置"西药""中成药""中草药"等三级明细科目。

"结算差额"二级明细科目，核算因医院按照医疗服务项目收费标准计算确认的应收医疗款金额与医疗保险机构实际支付金额不同，而产生的需要调整医院医疗收入的差额，但不包括医院因违规治疗等管理不善原因被医疗保险机构拒付所产生的差额。医院因违规治疗等管理不善原因被医疗保险机构拒付而不能收回的应收医疗款，应按规定确认为坏账损失，不通过本明细科目核算。结算差额在发生时，应按比例调整收入，月末无余额。

2. "住院收入"一级明细科目

"住院收入"一级明细科目，核算医院为住院病人提供医疗服务所取得的收入。该一级明细科目下应当设置"床位收入""诊察收入""检查收入""化验收入""治疗收入""手术收入""护理收入""卫生材料收入""药品收入""药事服务费收入""其他住院收入""结算差额"等二级明细科目，进行明细核算。其中："药品收入"二级明细科目下，应设置"西药""中成药""中草药"等三级明细科目。

"结算差额"二级明细科目的核算内容同"门诊收入"一级明细科目所属的"结算差额"二级明细科目一致。

医疗收入应当在提供医疗服务（包括发出药品）并收讫价款或取得收款权利时确认按照国家规定的医疗服务项目收费标准计算确定的金额确认入账。医院给予病人或其他付费方的折扣不计入医疗收入。

医院同医疗保险机构结算时，医疗保险机构实际支付金额与医院确认的应收医疗款金额之间存在差额的，对于除医院因违规治疗等管理不善原因被医疗保险机构拒付所产生的差额以外的差额，应当调整医疗收入。当医院与医疗保险机构进行跨年度结算时，对于除医院因违规治疗等管理不善原因被医疗保险机构拒付所产生的差额以外的差额，应当调整当年医疗收入。

（二）医疗收入的主要账务处理

实现医疗收入时，按照依据规定的医疗服务项目收费标准计算确定的金额（不包括医院给予病人或其他付费方的折扣），借记"库存现金""银行存款""应收在院病人医疗款""应收医疗款"等科目，贷记"医疗收入"科目。"依据规定的医疗服务项目收费标准"主要指医院按照现行国家规定的医疗服务项目以及所属物价部门制定的项目服务收费标准，在为病人提供项目医疗服务时，按其规定的收费标准进行收费。

第三节　财政补助收入的管理与核算

一、财政补助的支付方式

（一）财政直接支付

财政直接支付是指由财政部门签发支付令，代理银行根据财政部门的支付指令，通过国库单一账户体系将资金直接支付到收款人或用款单位账户。

实行财政直接支付是参照国际通行做法并结合我国国情的一种必然选择。它有利于增强财政工作的公正性，最大限度地节约财政资金；有利于规范预算执行，硬化预算约束；有利于减少支付中间环节，加快资金到账速度；有利于防止腐败行为的滋生和蔓延，促进和加强廉政建设，适应加强财政管理监督和提高支付效率的客观要求。

1. **财政直接支付的范围**

（1）工资支出。工资支出主要是指纳入财政统发工资范围的在职和离退休人员的工资。

（2）工程采购支出。

（3）货物和服务采购支出。

（4）转移性支出。转移性支出是指拨付给有关单位或下级财政部门，未指明具体用途的支出。具体包括：税收返还、原体制补助、过渡期转移支付、结算补助等支出，以及未指明购买内容的某些专项支出等。

2. **财政直接支付的流程**

（1）一级预算单位汇总、填制《财政直接支付申请书》，上报同级财政国库支付中心。

（2）国库支付中心审核确认后，开具《财政直接支付汇总清算额度通知单》和《财政直接支付凭证》分别送人民银行、预算外专户的开户行和代理银行。

（3）代理银行根据《财政直接支付凭证》及时将资金直接支付到收款人或用款单位，然后开具《财政直接支付入账通知书》，送一级预算单位和基层预算单位。

（4）一级预算单位及基层预算单位根据《财政直接支付入账通知书》作为收到和付出款项的凭证。

（5）代理银行依据国库支付中心的支付指令，将当日实际支付的资金，按一级预算单位、预算科目汇总，分资金性质填制划款申请凭证并附实际支付清单分别与国库单一账户、预算外专户进行清算。

（6）人民银行和预算外专户开户行在《财政直接支付汇总清算额度通知单》确定的数额内，根据代理银行每日按实际发生的财政性资金支付金额填制的划款申请与代理银行进行资金清算。

财政补助采用国库集中支付方式下拨时，在财政直接支付方式下，应在收到代理银行转来的《财政直接支付入账通知书》时，按照通知书中的直接支付入账金额确认财政补助收入。

（二）财政授权支付

财政授权支付是指预算单位按照财政部门的授权，自行向代理银行签发支付指令，代理银行根据支付指令，在财政部门批准的预算单位的用款额度内，通过国库单一账户体系将资金支付到收款人账户。

财政授权支付是国库集中支付的另一种形式。采用财政授权支付方式，是借鉴国际经验，将经常性小额支付在授权范围内交由预算单位管理。这样可以在不改变预算单位资金使用权的情况下，加强管理监督，方便预算单位用款。同时，每月大量发生的小额支付由财政授权预算单位自行支付，不需要逐笔向财政部门申请，可以提高支付效率。

1. 财政授权支付的特点

（1）授权性。财政授权支付是在法律、政策和规定的基础上进行的支付行为。财政部门对特定的预算单位进行授权，赋予其办理支付业务的权限和责任。

（2）集中性。财政授权支付将支付权限集中在财政部门或具有财政管理职能的机构手中。预算单位需要向财政部门提出支付申请，经过财政部门的审核和核准后，资金才能被拨付和支付。

（3）监督性。财政授权支付过程中财政部门对支付行为进行监督和审查。财政部门会对支付申请进行审核，确保支付的合法性、准确性和符合财政政策和规定。这样可以有效地控制支付风险，防止财务违规行为的发生。

（4）效率性。财政授权支付能够提高支付过程的效率。预算单位不需要每次支付都向财政部门申请，而是根据授权范围和条件自行办理支付业务，加快了资金的流转和支付的速度。

（5）透明性。财政授权支付有助于提高支付过程的透明度。财政部门对支付申请进行审核和核对，确保支付的合规性和合理性。这样可以使支付行为更加透明，便于财务监管和资金使用情况的监督。

（6）控制性。财政授权支付通过集中支付权限和强化监督机制，能够更好地控制财政资金的使用和支付行为。财政部门可以根据需要设定支付限额、支付条件和审批程序，确保资金的合理运用和有效控制。

2. 财政授权支付的流程

（1）申请和下达用款额度。预算单位按照规定时间和程序编报分月用款计划，申请财政授权支付用款额度。财政部门批准后，分别向中国人民银行和代理银行签发《财政授权支付汇总清算额度通知单》和《财政授权支付额度通知书》。前者用以通知中国人民银行据以办理总清算业务；后者通知代理银行逐级下达财政授权支付额度。代理银行要在一个工作日内将额度通知有关分支机构，各分支机构在一个工作日内通知预算单位。预算单位收到代理银行分支机构转来的《财政授权支付额度到账通知书》，即可办理财政授权支付业务。

（2）预算单位办理支付业务。

第一，预算单位编制支付计划。预算单位根据需要和财务安排，编制支付计划。支付计划包括需要支付的款项、支付时间安排以及支付的依据等。

第二，提交支付申请。预算单位将支付计划提交给财政部门，以申请资金支付。支付申请通常包括相关的支付文件、凭证、合同或协议等。

第三，财政部门审核支付申请。财政部门接收支付申请后，进行审核和核对。财政部门会确认支付的合法性、准确性和符合相关政策和法规的要求。

第四，资金拨付。在审核通过后，财政部门会拨付资金到预算单位指定的账户或支付渠道上。

第五，预算单位办理支付。预算单位收到拨付的资金后，按照支付计划进行具体的支付操作。这可能包括向供应商或承包商支付货款、工资发放、项目资金支付等。

第六，记账和报告。预算单位需要将支付业务进行准确的记账和报告，确保支付记录的完整性和准确性。这包括将支付凭证和相关文件归档，并按要求向财政部门提交支付报告和财务报表。

通过财政授权支付，预算单位可以更加高效地处理支付业务，确保资金的合理运用和及时支付。同时，财政部门的审核和监督也能够保障资金的安全性和合规性。这样的支付流程有助于提高财政管理的效率和透明度，并确保财政资金的正常流转。

（3）代理银行办理支付。代理银行收到预算单位提交的支付指令后，审核支付指令的金额是否在财政部门下达的相应预算科目财政授权支付用款额度范围内，以及支付指令信息是否齐全完整。审核无误后，按照有关规定办理现金支付或转账、信汇、电汇等资金支付和汇划业务。

（4）预算单位账务处理。

第一，收到代理银行转来的《财政授权支付额度到账通知书》后，借记"零余额账户用款额度"，贷记"财政补助收入"（财政授权支付）。

第二，通知代理银行付款后，根据代理银行加盖转讫章的进账单（第三联）及其他凭证，借记相关支出科目，贷记"零余额账户用款额度"。

在财政授权支付方式下，应在收到代理银行转来的《财政授权支付额度到账通知书》时，按照通知书中的授权支付额度确认财政补助收入。

（三）直接拨款

直接拨款是指在未实施国库集中支付方式下，财政部门直接将财政拨款下拨到单位的银行账户，单位应在实际取得补助时确认财政补助收入。此种方式目前已经较少被采用。实际账务处理时，要注意与上级补助收入相区分，以免在决算时造成财政拨款重复计算。

二、财政补助收入的核算

(一) 财政补助收入的账户设置

医院应设置"财政补助收入"科目，核算医院按部门预算隶属关系从同级财政部门取得的各类财政补助，并在该科目下设置"基本支出补助"和"项目支出补助"两个一级明细科目进行明细核算。

该科目属于收入类科目，借方登记财政补助收入的缴回、冲销或转出数，贷方登记医院按部门预算隶属关系从同级财政部门取得的各类财政补助数，余额反映收入的累计数。月末将累计数转至"本期结余"科目和"财政补助结余"科目后，该科目无余额。

1. "基本支出补助"一级明细科目

"基本支出补助"一级明细科目核算医院由财政部门拨入的符合国家规定的离退休人员经费、政策性亏损补贴等经常性补助；"基本支出补助"一级明细科目下按照《政府收支分类科目》中"支出功能分类科目"的末级科目进行明细核算。月末将累计数转至"本期结余"科目后，该科目无余额。

2. "项目支出补助"一级明细科目

"项目支出补助"一级明细科目核算医院由财政部门拨入的主要用于基本建设和设备购置、重点学科发展、承担政府指定公共卫生任务等方面的专项补助。月末将累计数转至"财政补助结余"科目后，该科目无余额。

"项目支出补助"一级明细科目下按照《政府收支分类科目》中"支出功能分类科目"的"医疗卫生""科学技术""教育"等一级科目和末级科目，以及具体项目进行明细核算。

(二) 财政补助收入主要账务处理

财政直接支付方式下，按照财政直接支付金额，借记"医疗业务成本""财政项目补助支出"等科目，贷记"财政补助收入"科目；对于为购建固定资产、无形资产或购买药品等库存物资而由财政直接支付的支出，还应借记"在建工程""固定资产""无形资产""库存物资"等科目，贷记"待冲基金——待冲财政基金"科目。

年度终期，医院根据本年度财政直接支付预算指标数与当年财政直接支付实际支出数的差额，借记"财政应返还额度——财政直接支付"科目，贷记"财政补助收入"科目。

第四节　科教项目收入的管理与核算

科教项目收入是指医院取得的除财政补助收入外专门用于科研、教学项目的补助收入。包括科研项目收入和教学项目收入。科教项目资金源于科研、教育管理部门、上级主管部门及其他单位，这里的"项目"，指医院从财政部门以外的部门或单位取得的，具有指定用途，项目完成后需要报送有关项目资金支出决算和使用效果书面报告的资金所对应的项目。

一、科教项目收入的管理

（一）收入核算和登记

医院需要建立科教项目收入的核算和登记机制，确保对收入的准确记录和追踪。这包括将科教项目收入列入会计科目，并及时登记和核算收入的来源、金额和时间。

（二）收入分类和分析

医院可以对科教项目收入进行分类和分析，以便更好地了解收入的来源和构成。这可以帮助医院评估科教项目的贡献度，优化资源配置，并为未来的决策提供参考。

（三）资金使用和管理

医院需要制订科教项目收入的使用计划，并确保资金的合理使用。这包括根据科教项目的需求，对收入进行合理分配和支出，以支持科研和教学活动的开展。

（四）绩效评估和报告

医院可以建立科教项目收入的绩效评估和报告机制，以评估项目的效果和成果。这可以通过指标的制定和数据的收集来实现，为医院管理层和利益相关者提供科教项目收入的绩效分析和决策依据。

（五）合规性和透明度

医院在科教项目收入管理中需要确保合规性和透明度。这包括遵守相关法律法规和财务准则，进行科教项目收入的合法使用和报告，以及向相关部门和机构提供必要的信息和报告。

（六）审计和监督

医院可以进行科教项目收入的审计和监督，以确保收入的合规性和正确性。这可以通过内部审计、外部审计和监管机构的监督来实现，以保障科教项目收入的管理和使用的透明度和有效性。

二、科教项目收入的核算

（一）科教项目收入账户设置

医院应设置"科教项目收入"科目，核算医院取得的除财政补助收入外专门用于科研、教学项目的补助收入，并在该科目下设置"科研项目收入""教学项目收入"两个一级明细科目，并按具体项目设置明细账，进行明细核算。

该科目属于收入类科目，借方登记科教项目收入的缴回、冲销或转出数，贷方登记医院取得的财政补助收入以外的科研、教学项目资金，余额反映收入的累计数。月末将累计数转至"科教项目结转（余）"科目后，该科目无余额。

科教项目收入应当在实际收到时，按照实际收到的金额予以确认。

（二）科教项目收入的主要账务处理

第一，当财政部门以外的部门或单位收到科研、教学项目资金时，按照实际收到的金额进行会计处理。具体操作是，借记"银行存款"等科目，以反映资金的增加，同时贷记"科教项目收入"科目，表示收到的资金来源于科研或教学项目。

第二，期末时，需要进行科教项目收入的结转处理。首先，将"科教项目收入""科目的贷方余额"转入"科教项目结转（余）"科目，以将已经实现的收入归集到结转科目中。同时，为了反映新的期间的科教项目收入，需要借记"科教项目收入"科目。

通过这样的会计处理，可以实现对科研、教学项目资金的跟踪和记录。借记"银行存款"科目反映资金的收入，贷记"科教项目收入"科目记录收入的来源，而在期末的结转处理中，将已实现的收入转入"科教项目结转（余）"科目，同时在新的期间继续记录科教项目的收入。这样可以确保科研、教学项目资金的准确记录和结算，为后续的财务分析和决策提供可靠的数据支持。

第四章　现代医院成本费用管理与核算

第一节　现代医院成本费用管理概述

医院要开展正常的经营活动，向广大病人提供医疗服务，必然会消耗一定的人力、财力和物力。因此，医院的经营过程也就是资源的耗费过程，同时也是成本的形成过程。

一、医院成本费用的概念及分类

（一）医院成本费用的概念

成本是为提供一定的产品或劳务所消耗掉的物质资料价值和必要劳动价值的货币表现。医院的成本核算对象是医疗服务和药品进销。因此，医院成本费用是指医院在医疗服务过程中，为病人提供医疗服务或药品进销而发生的各项费用。医院成本费用的管理就是对医疗服务费用和药品进销费用的形成进行计划、控制和分析，以达到降低成本的一种管理活动。

在实际工作中，成本和费用是两个不同的概念。费用是指一定期间内组织为获取经济利益而发生的经济资源的耗费。成本则通常被定义为对象化的费用，即为达到特定目的所失去或放弃的资源。二者的关系表现在费用的发生是成本形成的基础，没有费用的发生，就谈不上任何对象的成本问题。二者从本质上讲是一致的，都是资源的一种耗费或减少。但费用是按会计期间划分的，成本是按一定对象的生产经营过程是否完成划分的，因此，当期费用与当期的成本并不完全一致。

（二）医院成本费用的分类

1. 按照《医院财务制度》规定分类

《医院财务制度》规定，医院实行成本核算，包括医疗成本核算和药品成本核算。成本费用分为直接费用和间接费用。

（1）直接费用：业务活动中可以直接计入医疗支出或药品支出的费用，包括医疗科室和药品部门开支的各项费用。辅助科室中能明确为医疗或药品服务的科室或班组的费用支出，如一般医院的营养室、洗衣房等的支出，可直接计入医疗支出。

（2）间接费用：不能直接计入医疗支出或药品支出的管理费用，包括医院行政管理和后勤部门发生的各项支出，以及职工教育费、咨询诉讼费、坏账准备、科研费、报刊费、租赁费、无形资产摊销费、利息支出、银行手续费、汇兑损益等。

2. 按照《医院会计制度》规定分类

《医院会计制度》关于成本项目的规定，成本包括医疗成本和药品成本。

（1）医疗成本，可分为14类：①工资；②补助工资；③其他工资；④职工福利费；⑤社会保障费；⑥公务费；⑦卫生材料；⑧其他材料；⑨低值易耗品；⑩业务费；⑪购置费；⑫修缮费；⑬租赁费；⑭其他费用。

（2）药品成本，除上述14类外，还包括药品成本和材料成本。

医疗成本与药品成本之和构成医院总成本。

3. 按照成本性态分类

在成本与服务量之间有一种相关关系，这种关系称为成本性态。按这种关系将成本划分为固定成本、变动成本和混合成本。

（1）固定成本：指在一定时期，一定业务量范围内，成本总额保持相对稳定，不受服务量变化影响的成本。但随着服务量的增加，单位固定成本呈下降趋势。在医疗服务成本中，如房屋成本、设备成本（以直线平均法计提）、人员工资等，表现为固定成本。

（2）变动成本：指成本总额与服务量呈正比例变化的成本，但单位变动成本保持不变。在医疗服务成本中，卫生材料、低值易耗品、消耗品、水电费等均属于变动成本。

（3）混合成本：指成本随业务量的变化而变化，但不保持一定的比例关系的成本。可分为半固定成本、半变动成本。例如，每年医院都要进新员工，会引起人员总工资的增加，之后在一定的服务量下维持一定水平；第二年再进新员工，会引起人员成本的再度增加，这种成本类型称为半固定成本。再比如，放射科的CT检查费，其成本中既有CT设备折旧的固定成本，又有所消耗的X光片、显影剂等消耗材料的变动成本，这种成本的类型称为半变动成本。

4. 按照成本的可控性分类

按照成本的可控性划分为可控成本和不可控成本。

（1）可控成本：指某一期间内，在某个部门或某人的责任范围内能够直接确定和控制的成本。如药费、低值易耗品、卫生材料，对科室来说，是通过他们的医嘱和医疗服务提供的，是可控成本，但对院领导来说，科室的可控成本是其不可控成本。

（2）不可控成本：指某一特定部门无法直接掌握，或不受某一特定部门服务量直接影响的成本，如科室成本当中的医用设备成本、房屋成本。

在成本管理中，划分可控成本和不可控成本的意义在于确定成本核算中的责、权、利，各成本中心的责任限额为该成本中心的可控成本之和。

二、医院成本费用管理的原则

（一）权责发生制原则

权责发生制原则是正确计算成本费用的前提条件。权责发生制是医院确认收入和费用的标准。权责发生制是指经济的权益和责任的发生，即以应收应付作为确定本期收入和费用的标准。在一定时间内，只要经济业务发生，就相应地获得一定的经济权益或承担一定的经济责任，不论其款项是否收到或付出，都要进行计算，列入本期的收入或费用。

（二）收支配比原则

医院收入的取得是以一定的资金耗费为前提的，医院的成本费用与收入之间存在着一种因果关系，收入是结果，成本费用是形成这一结果的原因。因此，在会计上必须把收入与成本费用进行配比，即收支配比原则，只有将收入与成本费用进行配比，才能计算出特定会计期间内的盈利（收入大于成本费用）或亏损（收入小于成本费用）。在成本费用具体确认时，必须注意成本费用与收入的因果关系，保持收入与成本费用在会计期间内的一致性，对于为几个会计期间收入而付出的费用项目，应当按照受益期间进行合理的分配，计入各自的会计期间。

（三）正确划分收益性支出与资本性支出的原则

收益性支出是指资金的支付效益仅与本会计年度相关；资本性支出是指资金支付效益与几个会计年度相关。这一原则实际上是权责发生制和收支配比原则的具体化。在医院成本费用确认时必须遵循该原则标准，对成本费用进行归集、分配，并计入相关的会计期间。

三、医院成本费用管理的要求

（一）建立成本费用管理责任制

医院的成本费用综合反映医疗服务、药品进销过程中的资金耗费。要降低成本费用，就必须实行成本费用管理责任制，进行院、科两级核算，把任务落实到各部门、科室或个人，使医院的成本费用管理建立在广泛的群众基础上，充分调动全体职工参与成本管理的积极性，努力降低成本，以较少的耗费取得较大的效益。建立医院成本费用管理责任制应包括环节有：①确定责任单位。②确定责任成本费用的内容。③确定责任目标和方案。④进行责任考核和分析。

医院通过落实成本费用管理责任制，从上到下层层负责，人人有指标任务，并与个人经济利益挂钩，充分调动每个职工当家理财的积极性，争取以较少的耗费取得较大的社会效益和经济效益。

（二）完善成本费用管理的各项基础工作

成本费用管理的基础工作，是进行成本费用核算与控制的前提。医院为了完善成本费用管理，要做好以下各项基础工作：

第一，清产核资，摸清家底清产核资包括资产清查、产权登记、价值确认、资产核实等，是医院成本管理最根本的基础数据。因此，医院要对资产进行全面清查，摸清家底，并建立健全资产管理明细账卡。

第二，做好定额、预算的制定和修订工作，医院应根据本院的实际，参考其他医院的经验，制定切实可行的成本费用消耗定额。制定定额时既要防止过高，造成资源的浪费，又要防止过低而影响医疗质量。

第三，健全原始记录，为了完善成本费用的核算与管理，必须做好各方面的记录，并建立健全凭证的合理传递流程。

第四，对于物资的计量、收发、领退和盘点制度物资的收发、领退都要健全各种手续，按规定审批。

第五，制定费用开支标准和审批权限医院应事先制定费用开支标准，明确费用的审批权限，做到有章可循，便于有效控制成本。

第二节　现代医院成本的管理与核算

一、医院成本管理的组织机构与职责

医院成本管理是指医院通过成本核算和分析，提出成本控制措施，降低医疗成本的活动。成本管理是医院实行财务管理的基础。成本管理是由成本核算、成本分析、成本控制等各个方面有机组成的统一体系。实行成本管理，有利于医院摸清家底，加强绩效评价，合理控制费用，提高服务效率。

医院成本管理的目的是全面、真实、准确反映医院成本信息，强化成本意识，降低医疗成本，提高医院绩效，增强医院在医疗市场中的竞争力。

根据《医院财务制度》规定，医院成本核算一般应以科室、诊次和床日为核算对象，三级医院及其他有条件的医院还应以医疗服务项目、病种等为核算对象进行成本核算。

医院应成立由相关院级领导担任组长的成本管理领导小组，并在财务部门设置成本核算机构和岗位。

(一) 医院成本管理的组织机构

1. 医院成本管理领导小组

医院一般应成立由院长为组长，总会计师为副组长的成本管理工作领导小组，成员包括财务、信息、人事、后勤、设备物资、统计、医务、护理等相关部门负责人。

2. 医院成本核算机构和岗位

医院成本管理工作领导小组在医院财务部门设置专门成本管理办公室（科），作为成本管理工作领导小组的日常办事机构。医院应根据自身规模和业务量的大小，在财务部门设置成本核算机构和岗位（三级医院应设立 2~3 名专职成本核算员），负责医院成本核算、成本分析及成本报表等日常工作；在其他相关部门设立兼职成本核算员。

(二) 医院成本管理组织机构的职责

1. 医院成本管理领导小组的职责

医院成本管理领导小组是成本管理的决策和监督机构，其主要职责包括以下内容：

(1) 明确医院各部门在成本管理中的职责，督促各部门落实工作任务。

(2) 确定医院成本管理工作制度和工作流程，督促提高成本数据的准确性和及时性。

(3) 确定成本核算对象，包括核算单元（核算科室）、核算项目及核算病种等。

(4) 合成本分析数据及成本管理建议，确定年度医院成本控制方案。

(5) 确定成本管理考核制度和考核指标，纳入医院绩效考核体系。

2. 医院成本核算机构和岗位的职责

(1) 依据《医院财务制度》《医院会计制度》要求，制定医院内部成本管理实施细则、岗位职责及相关工作制度等。

(2) 归集成本数据，进行成本核算，按照有关规定定期编制、报送成本报表。

（3）开展成本分析，提出成本控制建议，为医院决策、管理提供支持和参考。

（4）组织落实医院成本管理工作领导小组的决定，监督实施成本控制措施。

（5）参与成本考核制度的制定，并组织实施。

（6）开展院内成本管理业务培训和工作指导。

（7）建立健全成本管理档案。

3. 医院其他相关部门的职责

医院各科室需确定兼职成本核算员；其他职能部门需确定成本专管员。医院各科室和其他职能部门的主要职责具体如下：

（1）按照成本管理工作领导小组部署，在财务部门（成本管理工作办公室）的指导下，按照相关规定和要求定期完成本科室和本部门成本核算相关信息和资料的记录、统计、核对与报送等工作。

（2）执行成本管理工作领导小组的决定，落实成本管理相关规定，实施成本控制。

二、医院成本核算对象的类型划分

医院成本核算是指医院将其业务活动中所发生的各种耗费按照核算对象进行归集和分摊，计算出总成本和单位成本的过程。

成本核算的意义在于：成本核算信息是制定医疗服务价格和建立基本医疗保险结算制度的重要依据；成本核算工作是医院科学管理的重要手段；成本核算工作是完善分配制度、实施员工激励管理的重要前提。

医院成本核算根据核算对象的不同，可以划分为以下类别：

（一）科室成本核算

科室成本核算是指将医院业务活动中所发生的各种耗费，按照科室分类，以医院末级科室作为成本核算单元进行归集和分配，计算出科室成本的过程。科室成本核算的目的是反映医院内部各个科室的成本效率情况，是医院整体财务核算的延伸和完善，也是进行项目核算、病种核算的前提条件。

医院的成本费用支出和各项资源的配置使用，如果涉及各个部门、科室和班组，成本费用及其对象的计算将不能够一次性完成，必须经过归集、分配再归集、再分配的过程，才能计算出相关成本。因此，医院进行科室成本核算，不但是找出控制成本、提高运行效率的途径，也是开展责任单元绩效评价的基础，同时也为制定医疗服务收费标准及规范国家财政补偿办法提供重要参考依据。

（二）病种成本核算

病种成本核算是以病种为核算对象，计算医院为某种疾病的患者从入院到出院所耗费的平均成本。实行病种成本核算有助于不同医院间的费用比较；有助于确定病种收费标准和偿付水平；也有助于规范医疗行为，降低医疗成本费用。

病种成本核算通常以住院的不同病种为核算对象，进行费用的归集和分配，计算各个病种项目总成本和病种单位成本。其核算的一般程序是首先确定病种，其次将住院期间的成本费用按照单病种能直接计入的费用直接计入，不能直接计入的依据分摊系数进行分摊计入。

（三）项目成本核算

项目成本核算通常以各科室开展的医疗项目为核算对象，对其所发生的各项费用进行记录、归集和分配，计算其各医疗服务项目的实际成本。

采用作业成本法作为各科室医疗成本服务项目的核算方法，在开展项目核算之前，须掌握该项目的操作流程，了解项目从开单到执行完毕整个过程所消耗的作业。例如，一个CT项目经过的作业流程包括开单、收费、预约、登记、检查、洗片、阅片、报告。

三、医院成本核算的要素与原则

（一）医院成本核算的要素

医院开展成本核算并不只是以成本作为核心内容，其涉及面较为广泛。首先，无论是在成本归集还是在成本分摊过程中，均需要采用一系列相关性较强的当量作为成本分配或分摊的参数；其次，还需要对一系列的资源投入、成本效率的分析进行比较，才能判断成本水平的合理性，进而为开展成本控制提供强有力的依据。因此，开展成本核算的要素可归纳为以下四大类：

1. 医院成本核算中的收入

收入是指医院在开展业务活动过程中取得的业务收入和从事其他活动依法取得的非偿还性资金，以及从财政部门和主管部门取得的补助经费，包括医疗收入、财政拨款收入、科教项目拨款和其他收入。从开展科室、病种、项目成本核算的角度来看，需要进行细分核算的一般是医疗收入，即医院开展医疗服务活动取得的收入。根据核算对象的不同，医疗收入可以划分为以下三大类：

（1）科室收入。科室收入以科室作为基本核算单元归集收入。一般而言，直接收治病人的是门诊科室和住院科室，医院向病人收取的费用可完整地归集在这两类科室中。

门诊科室收入指各科室为门诊病人提供医疗服务所取得的收入，包括挂号收入、诊察收入、检查收入、化验收入、治疗收入、手术收入、卫生材料收入、药品收入、药事服务费收入和其他门诊收入等。住院科室收入是指为住院病人提供医疗服务所取得的收入，包括床位收入、诊察收入、检查收入、化验收入、治疗收入、手术收入、护理收入、卫生材料收入、药品收入、药事服务费收入和其他住院收入等。

对于影像检查、医学检验、手术室等作为协作支持的医疗技术类科室，其提供的服务内容明确且可独立收费，因此这些科室提供服务所产生的收入也可明确归集，体现为协作收入。

（2）项目收入。项目收入指在一定期间内具体某个医疗服务项目发生的收费总金额。

（3）病种收入。病种收入指在一定期间内归属于某个具体病种的所有病人发生的费用总金额。

2. 医院成本核算中的成本

医院成本是医院在开展医疗服务活动过程中发生的各种消耗的总和。

（1）成本核算的范围。成本核算范围指纳入成本核算范畴的支出，一般而言，成本核算范围包括如下内容：

第一，人员经费是指医院业务科室发生的工资福利支出、对个人和家庭的补助支出。工资福利支出包括基本工资、绩效工资（津贴、补贴、奖金）、社会保障缴费等。对个人和家庭的补助支出包括医疗费、住房公积金、住房补贴、助学金及其他对个人和家庭的补助支出。

第二，卫生材料费是指医院业务科室发生的卫生材料耗费。

第三，药品费是指医院业务科室发生的药品耗费。

第四，固定资产折旧费是指按照规定计提的固定资产折旧。

第五，无形资产摊销费是指按照规定计提的无形资产摊销。

第六，提取医疗风险基金是指按照规定提取的医疗风险基金。

第七，管理费用是指医院行政及后勤管理部门为组织管理医疗、科研、教学业务活动而发生的各项费用，包括医院统一负担的离退休人员经费、坏账损失、银行借款利息支出、汇兑损益及印花税等。

第八，其他费用包括办公费、水电费、邮电费、取暖费、公用车运行维护费、差旅费、培训费、福利费、工会经费及其他费用等。

根据《医院财务制度》，为了正确反映医院正常业务活动的成本以及管理能力，在医院进行成本核算时，属于下列业务所发生的支出，一般不计入成本范围：①不属于医院成本核算范围的其他核算主体及其经济活动所发生的支出。②为购置和建造固定资产、购入无形资产和其他资产的资本性支出。③对外投资的支出。④各种罚款、赞助和捐赠支出。⑤有经费来源的科研、教学等项目支出。⑥在各类基金中列支的费用。⑦国家规定的不得列入成本的其他支出。

（2）成本的类别划分。

第一，根据成本核算目的，分为医疗业务成本、医疗成本、医疗全成本和医院全成本。

医疗业务成本是指医院业务科室开展医疗服务活动自身发生的各种耗费，不含医院行政及后勤管理部门的耗费、财政项目补助支出和科教项目支出形成的固定资产折旧费和无形资产摊销费。医疗业务成本=人员经费+卫生材料费+药品费+固定资产折旧费+无形资产摊销费+提取医疗风险基金+其他费用。

医疗成本是指医院为开展医疗服务活动，各业务科室和行政及后勤各部门自身发生的各种耗费，不含财政项目补助支出和科教项目支出形成的固定资产折旧费和无形资产摊销费。医疗成本=医疗业务成本+管理费用。

医疗全成本是指医院为开展医疗服务活动，医院各部门自身发生的各种耗费，以及财政项目补助支出形成的固定资产、无形资产耗费，医疗全成本=医疗成本+财政项目补助支出形成的固定资产折旧费和无形资产摊销费。

医院全成本是指医院为开展医疗服务、科研、教学等活动，医院各部门发生的所有耗费。医院全成本=医疗全成本+科教项目支出形成的固定资产折旧费和无形资产摊销费。

第二，根据核算对象，分为科室成本、医疗服务项目成本、病种成本及诊次和床日成本。

科室成本是指医院的科室在开展业务活动中所发生的各种耗费，包括本科室耗用的各项直接成本以及接受内部其他科室提供服务所发生的成本。

医疗服务项目成本是指以临床服务类、医疗技术类科室开展的医疗服务项目为对象，归集和分配各项支出，计算出具体各项目对资源成本的消耗情况。

病种成本是指以病种为核算对象，按照一定流程和方法归集相关费用，计算各类病种的病人在接受整个诊疗过程中消耗医院各项资源成本的情况。

诊次和床日成本是以诊次、床日为核算对象，将科室成本进一步分摊到门急诊人次和住院床日，从而计算出平均每个出诊诊次成本和床日成本。

第三，根据成本归集方式，分为直接成本和间接成本。

直接成本是指可以直接计入成本核算对象的成本费用，具体指为开展医疗服务活动发生的直接成本，直接计入成本或采用按内部服务价格等方法计算后计入核算对象的成本。

间接成本是指部分无法直接计入成本核算对象的费用，按照一定原则和标准分配后计入核算对象的成本。

（3）医院成本核算中的工作量。其工作量是指医院提供服务的数量，从医院的运行过程来看，可分为外部工作量和内部工作量。

外部工作量指医院服务病人的数量。一般而言，住院科室服务病人的数量包括出院人数、病人住院床日数，门诊科室服务病人的数量是门诊量。

内部工作量指医院内部不同类型的科室直接面向病人提供服务，或面向内部的其他科室提供服务而产生的服务数量。根据各类科室的业务性质，内部工作量可再进行细分，例如，影像检查科室的工作量指标有检查人次、检查部位数等，检验科室的工作量指标有检验项目数、检验标本数等，而后勤服务科室的工作量指标则可根据具体提供的服务内容确定。

核算不同类型科室的工作量在成本核算上意义重大。一方面，将各种对内提供服务科室的成本向下一级科室进行分摊时，工作量是相关性较强的参数，准确核算工作量是准确核算成本的前提；另一方面，在进行精细化的成本管理时，将成本与工作量进行配比分析，有助于发现成本异常，有针对性地进行成本管控。

对于开展项目成本核算、病种成本核算、项目例次、项目消耗时间、病种例次、病种床日数等工作量数据，都是重要的成本分配参数，同时也是对项目成本和病种成本进行分析的必要因素。

（4）医院成本核算中的资源投入。医院里的资源包括人、财、物的投入。核算各类科室资源的占用情况分为两个方面：一方面，一些无法直接计入科室的成本和各种对内提供服务科室的成本分摊，可用对资源的占用数据作为相关性较强的分配参数。较为典型的是房屋面积和床位数，在没有安装独立水表、电表的情况下，采用房屋面积分摊水电费。另一方面，医院的资源是有限的，结合成本核算对资源效率进行分析，为医院的各项投入决策提供参考价值，同时作为资源投入绩效评价的重要衡量指标，使资源投入价值最大化。

（二）医院成本核算的原则

医院成本核算应当遵循合法性、可靠性、相关性、分期核算、权责发生制、按实际成本计价、收支配比、一致性和重要性等原则。

第一，合法性原则。计入成本的费用必须符合国家法律法规及相关制度规定，不符合规定的不能计入。

第二，可靠性原则。医院要保证成本核算信息免于错误及偏差，使其具有真实性、完整性、中立性和可验证性。

第三，相关性原则，医院成本核算所提供的成本信息应当符合国家宏观经济管理的要求，满足相关方面可及时了解医院收支情况以及医院内部管理的需要。

第四，分期核算原则。成本核算的分期必须与会计期间一致，按月度、季度、年度核算。

第五，权责发生制原则。医院收入和费用核算、科室成本核算均应当以权责发生制为核算基础。

第六，按实际成本计价原则。医院的各项财产物资应当按照取得或购建时的实际价值（即取得成本）核算，除国家另有规定外，一般不得自行调整其账面价值。

第七，收支配比原则。医院在进行成本核算时，应当按照"谁受益、谁负担"的原则，归集、分配各项成本费用，使各项收入与为取得该项收入的成本费用相配比，如某核算科室的收入与该科室的成本费用相配比，某会计期间的收入与该期间的成本费用相配比。

第八，一致性原则。医院各个会计期间成本核算所采用的方法、程序和依据应当保持一致，不得随意改变；若确有必要变更，则应当在财务报告中详细说明变更的原因及对医院财务收支的影响等情况。

第九，重要性原则。医院在成本核算过程中，对主要经济事项及费用应当分别核算、分项反映、力求精确；而对次要事项及费用，在不影响成本真实性的前提下，可以适当简化处理。

四、医院成本核算的基本方法

"随着医疗改革的深入开展，医疗卫生市场面临着更加激烈的竞争，医院需要注重提高经济管理的效率和质量。加强成本核算便是医院提升经济管理水平的重要手段，是实现医院的经济效益和社会效益最大化的必由之路"[1]。

（一）明确成本核算对象

成本核算对象是指成本归属的对象，或者说是费用归集的对象。核算单元是基于医院业务性质及自身管理特点而划分的成本核算基础单位。科室成本核算是以医院的科室（班组）为基本核算单元，核算范围包括医院所有的科室、班组、职能部门。每个核算单元能单独计量相应的收入、归集各项成本费用，科室成本核算的核算单元具体分为以下四类：

第一，临床服务类科室（以下简称临床类科室），指直接为病人提供医疗服务，并能

---

[1]张莉娟. 加强医院成本核算 提高医院经济效益［J］. 发展，2016（12）：55.

体现最终医疗结果、完整反映医疗成本的科室，包括门诊、住院等科室。

第二，医疗技术类科室（以下简称医技类科室），指为临床类科室及病人提供医疗技术服务的科室，包括放射、超声、检验、血库、手术、麻醉、药事、实验室、临床营养等科室。

第三，医疗辅助类科室（以下简称医辅类科室），指服务于临床类和医技类科室，为其提供动力、生产、加工、消毒等补助服务的科室，包括消毒供应、病案、门诊挂号收费、住院结算等科室。

第四，行政后勤类科室（以下简称后勤类科室），指除临床类、医技类和医辅类科室之外，从事行政后勤业务工作的科室，包括行政部门、后勤班组等科室。

另外，大型综合性医院往往承担大量的科研教学工作，对于科研教学部门，可作为独立的业务部门进行成本核算。

（二）确定成本核算内容

医院成本核算包括收入、成本、工作量和资源投入四大要素，在开展科室成本具体核算时，需要以科室为单位，确定这四项要素的具体核算内容。

1. 科室的收入

在开展科室成本核算时，对于不同类型的科室，应确定不同的收入核算内容。一般而言，临床类科室中的门诊、住院科室作为直接收治病人的科室，其诊疗病人发生的所有收入均体现为科室的收入。而医技类科室作为协作科室，所发生的医疗服务项目收入，可作为科室的协作收入核算。同时，核算医技类科室的协作收入，需要深入核算各医技类科室对应每个临床类科室的协作收入，这既是对医技类科室进行成本管理的必要数据，也是将医技类科室成本往临床类科室分摊的重要分摊参数。

另外，如果医院内部的医辅类科室和后勤类科室针对对内提供的服务建立了内部服务价格管理模式，就可按此作为内部服务收入核算。

（1）临床类科室（门诊、住院）收入的核算内容：病人发生的所有医疗收入。

（2）医技类科室（影像检查、检验、手术、麻醉等）收入的核算内容：支持临床类科室对病人进行诊疗发生的协作医疗收入。

（3）医辅类、后勤类科室收入的核算内容：对部分建立了内部服务价格管理模式的科室，可按内部服务价格核算科室收入。

2. 科室的成本

根据《医院财务制度》，除明确不纳入医院成本核算范围的支出内容，其他各类支出均作为医院科室成本核算的内容。一般而言，要先把医院的各项支出归集到相应的科室作为科室成本，对于无法直接归集的支出，采用一定的参数分配计入。

3. 科室的工作量

因服务对象不同，各类科室的工作量指标也是各有差异的。在设计科室成本核算的总体方案时，要考虑需要的工作量指标有哪些，如何能获得过去的相应数据，要兼顾获取数据的成本与该数据使用带来的效用。

4. 科室的资源投入

科室的资源投入主要体现为：人员、设备和场地。一方面，成本的发生往往和资源的投入相匹配，资源要素是成本分摊的重要参数；另一方面，在医疗资源稀缺的情况下，有必要从不同类型科室的角度分析其资源投入的情况以及对资源占用的情况、使用资源的效率，结合成本水平的分析，发现存在的问题，并作出相应的调整，以起到优化资源配置的作用。

一般而言，人员数、资产设备价值、房屋面积和床位数是基本的核算指标。但随着核算的深入，一方面，对间接资源的消耗核算应该逐步建立起来，例如，手术室占用时间、诊间出诊工时和监护室占用床日数等；另一方面，对直接投入资源的核算，需要针对资源的特点进一步细分，例如，人员数量可细分为拥有不同专业类型的人员数量和不同级别职称的人员数量，而房屋面积则可细分为医疗用房面积与非医疗用房面积。

(三) 归集成本核算数据

确定了核算的内容后，需要进一步收集这些核算数据的明确口径，同时需要综合评估科室的收入、成本、工作量和资源投入等要素数据口径之间的匹配程度。基于此，可以考虑从相关性和重要性等方面选择合适的数据口径，然后将核算数据归集到各个核算科室中。

1. 收入的确认及归集

根据《医院财务制度》，医疗收入在医疗服务发生时依据政府确定的付费方式和付费标准确认。医疗业务具有一定的特殊性，经常会出现服务的发生与付费的时间点不一致的情况。以门诊病人为例，部分医疗服务是发生在收费行为之后，如一些门诊手术和检查，是病人交费后再预约手术治疗或检查时间的，也有部分治疗是在一定周期内按既定的疗程去完成，但在治疗开始前就已经支付了整个疗程费用的。然而，住院病人一般是先支付住院押金，在完成所有治疗后，办理出院手续时才进行结账。结合权责发生制、重要性等原则，收入的确认可选择如下口径：

（1）门诊病人以付费时点、付费金额作为确认收入的依据，住院病人以在院期间每天的记账时点、记账金额作为确认收入的依据。

目前较多的医院采用上述收入确认口径。因大部分医院的信息系统对于收费信息的记录是比较完整的，所以容易获取科室的收入数据。但是，从具体的科室来看，当医疗服务的发生时点与付费时点的差异较大且这种差异不均衡时，相应的收入与成本的匹配性就会减弱。

（2）门诊病人以医疗服务的发生时点、付费金额作为确认收入的依据，住院病人以医疗服务的发生时点、应收的收费金额作为确认收入的依据。

按医疗服务发生的时点进行收入确认，医院需要完善的信息系统，能在实际发生每项医疗服务时有相应的信息记录，同时也能将该项服务与收费行为相关联。当医疗服务的发生时点与付费时点的差异较大时，采用该口径确认收入，能更好地体现收入成本配比的原则。

医辅类、后勤类科室提供内部服务，若建立内部服务价格管理模式，则在内部服务发生时依据内部服务价格确认内部服务收入。

在明确收入确认的口径后，则需要将收入归集到相应的科室中。医疗收入归集时，如需要涉及医技类科室协作完成的收入，归集时应将这部分收入同时归集到开单的临床类科室、执行的医技类科室。

2. 成本的确认及归集

根据权责发生制原则，需对各类成本确认的口径进行梳理，明确确认成本的方法，然后将成本数据归集到各个核算科室。成本归集是指全院所有成本费用根据发生对象的不同，归集至相关的科室或部门。按照成本归集方式的不同，可分为直接成本和间接成本。

如水电费，若医院内部不是所有科室独立安装水表、电表，则可以以面积、人数作为分配系数，将水费、电费分配计算到各科室中。类似的费用还有物业管理费、排污费等。以下是具体各类成本的确认及归集方法：

（1）人员经费：按考勤状况对全院人员所在的核算科室进行定位，按员工个人发生的各项工资、福利、绩效工资、社会保险等费用直接计入核算科室的成本。

（2）药品费：按当期的药品进价、消耗药品数量（包括向病人开出处方、医嘱的可独立收费药品与科室的消耗性药品）计入核算科室的药品成本。若信息系统支持，可进一步分别按收费与不可收费，西药、中成药与中草药，门诊用药与住院用药等因素对药品进行分类核算，增加分类核算有助于加强对成本的分析与控制。

（3）卫生材料费：按当期的材料进价、消耗材料数量（包括可独立收费材料与不可收费材料）计入核算科室成本；在全面推行二级库存后，领用而未消耗的材料视同库存管理，不计入成本。若信息系统支持，可进一步分别按收费与不可收费、门诊与住院、材料发出仓库的不同、高值与低值等因素对卫生材料进行分类核算。对卫生材料的分类核算，尤其是区分高值与低值材料的核算，有助于加强对材料成本的控制与管理。

（4）固定资产折旧费：按照规定的固定资产分类标准和折旧年限建立固定资产管理制度，按会计期间、固定资产类别和品种将固定资产折旧核算到每一个核算科室中。其中，房屋类固定资产按核算科室的实际占用面积计提折旧，其他固定资产按核算科室占用固定资产的情况计提折旧。

（5）无形资产摊销费：如无形资产可明确受益的科室，应在无形资产预计使用年限内采用年限平均法分期平均摊销，将无形资产摊销费计入受益的科室。

（6）提取医疗风险基金：医疗风险基金按医疗收入的一定比例提取，因此可将此费用按住院、门诊科室的医疗收入的相应比例计算科室成本。

（7）其他费用：医院的各类运营、办公费用。其他费用的项目繁多，均按照权责发生制原则进行成本确认，从业务发生源头按科室进行采集。在实务操作中，因很多费用支付与成本责任的发生时间是不同的，这里需要把握重要性原则，对一些影响重大的成本，应采用待摊、预提的方式，合理计入当期科室成本。以下对其他费用一些常见的费用归集方法举例说明：

第一，房屋、设备维修费：常规维修费按科室实际发生数归集；对于多个科室共同受益的维修费，可根据占用面积等参数分配分别计入各相关核算科室。

第二，设备维保费用：按维保期间分期计入。对符合大型修缮标准的固定资产维修支出增加固定资产原值，计提折旧。

第三，水电费：按科室的实际水、电用量计算费用；无实际计量值的，可按面积或科室人数等参数进行分配归集。

3. 工作量与资源投入的核算归集

科室的工作量、资源投入要素的核算一般是按照当期发生的具体数额按科室进行归集，但在这一过程中，涉及的指标较多，尤其是不同类型的工作量指标是不同的，需要将每项指标的内容及数据采集口径定义清楚。其中，对于一些内部服务工作量，需要对提供服务的科室、接受服务的科室同时进行归集。

（四）成本分摊

成本分摊是整个成本核算流程中工作量最大、难度也较大的一个环节。根据《医院财务制度》，各类科室成本应本着相关性、收支配比及重要性等原则，按照分项逐级、分步结转的方法进行分摊，最终将所有成本转移到临床类科室。

1. 成本分摊的基本流程

（1）一级分摊：后勤类科室费用分摊是将后勤类科室费用按人员比例向临床类科室、医技类科室和医辅类科室分摊，并实行分项结转。核算科室（临床类、医技类、医辅类科室）分摊的某项后勤类科室的费用=该科室职工人数÷除后勤类外全院职工人数×当期后勤类科室各项总费用。

（2）二级分摊：医辅类科室成本分摊是将医辅类科室成本向临床类科室和医技类科室分摊，并实行分项结转，分摊参数可采用收入比重、工作量比重、占用面积比重等。某临床类科室（或医技类科室）分摊的某医辅类科室成本=该科室医疗收入÷全院总医疗收入（或工作量比重、占用面积比重）×当期某医辅类科室各项总成本。

（3）三级分摊：医技类科室成本分摊是将医技类科室成本向临床类科室分摊，分摊参数采用收入比重、工作量比重等，分摊后形成门诊、住院临床类科室的成本。某临床类科室分摊的某医技类科室成本=该临床类科室确认的某医技类科室收入÷某医技类科室总收入（或工作量比重）×当期医技类科室各项总成本。

2. 成本分摊的主要参数

如何选择相关性较强的分摊参数是成本分摊过程中的难点。下面列举了各级成本分摊中部分相关性较强的参数：

（1）部分后勤类科室成本分摊参数。

维修班组：维修工时、维修次数等。

百货仓库：人员、领用百货次数等。

保安队：面积。

行政部门：人员、面积等。

（2）部分医辅类科室成本分摊参数。

挂号组：挂号人次、挂号收入。

门诊收费组：门诊量、门诊收入。

住院结账组：床位、出院人数等。

供应室：发出消毒品的数量。

病案室：床位、出院人数等。

被服组：洗涤数量。

预约中心：预约人数。

（3）部分医技类科室成本分摊参数。

影像检查科：检查收入、检查人次等。

手术室：手术量、手术收入、手术时间等。

麻醉科：麻醉例数、麻醉收入、麻醉时间等。

输血科：发出血制品数量、配型工作量。

五、医院科室经济核算的难点

（一）手术室经济核算的难点

在医院成本核算中，手术室具有效益中心和成本中心双重属性，其成本的归集和分摊一直以来是医院成本核算的难点和重点。手术室成本能否采用适当、合理的方式进行归集和分摊，在很大程度上影响了临床类科室间接成本的合理性，从而直接影响医疗服务项目成本的准确性。

1. 手术室成本的分摊方法

随着医院全成本核算的不断完善，手术室成本核算的思路和方法也在不断地推进和更新。现按时间顺序，将手术室成本的分摊方法大致分为以下三种：

（1）按统一标准进行分摊。按照收支配比原则，在手术室产生的手术收入归集至执行手术的临床类科室，则手术室产生的成本也由相应的临床类科室承担，此阶段的做法是将手术室的全部成本统一按手术收入或手术时间、手术例数等标准分摊至各手术类科室。按统一标准进行分摊的优点是能够体现科室开展手术的完整成本情况，基本符合收支配比原则；弊端是由于手术室成本内容的多样性，将不同类成本按统一标准进行分摊，模糊了不同类成本之间的界限，在一定程度上降低了数据的准确性，违背了会计核算的相关性原则。

（2）按成本属性选择相应标准进行分摊。在按成本属性选择相应标准进行分摊成本核算过程中，将手术室成本按其成本属性进行分类和归集。与收入相关性较强的成本，如手术材料、手术药品等按手术材料收入、药品收入分摊至各手术类科室；与手术时间相关性较强的固定成本，如手术室护士的人力成本、手术室的水电等后勤辅助成本等，按手术时间分摊至各手术类科室，此方法的优点是提高了手术室成本分摊的相关性、合理性和准确性；弊端是手术室发生的与时间相关的固定成本将可能因成本的波动或手术时间的变化而变化，从而造成手术类科室承担手术成本的不稳定性和不确定性，不利于手术类科室及时掌握手术成本情况，也不利于控制成本水平。

（3）按手术包间成本核算进行分摊。手术包间成本核算的方式，即将手术室成本中与时间相关性较强的固定公共成本进行归集和测算。测定每个手术间每天的固定公共成本水平，即手术包间日成本。由手术室对各手术类科室占用手术包间的时间进行统一安排，例如：科室 A 每周一占用手术包间 1，科室 B 每周二、周三占用手术包间 1，则科室 A 每月承担 4 个手术包间日成本，科室 B 每月承担 8 个手术包间日成本。此成本水平在一定时期内保持不变，此方法既实现了手术室成本的合理化分摊，又有助于提高手术包间的利用效率，且便于各手术类科室准确掌握手术可控变动成本的情况。

2. 手术包间成本的核算难点

（1）手术包间成本核算的作用。手术包间成本是指手术室的公共固定成本，与手术类科室开展手术例数、收入等无关的成本，包括手术室人员成本、水电费、房屋折旧费、后勤辅助费用、被服洗涤费用、消耗性药品和卫生材料费用以及公共医疗设备折旧费、房屋设备维修费、物业管理费用等公共成本。手术包间成本核算的作用如下：

第一，提高手术室的利用效率。手术包间成本核算方法，一方面促使科室积极开展手术，合理、有序、紧凑地安排各自专科手术；另一方面能够保证手术室的有效利用，避免出现手术室闲置的情况。

第二，有利于对手术室进行效益分析和成本控制。实行手术包间成本核算方法后，由于能够确保手术室成本的合理分摊，则手术效益的好坏主要取决于开展手术的数量和手术边际贡献的大小。因此，科室可通过提高手术室使用效率，增加手术例数，调整手术结构，控制手术变动成本率，从而有效地提高手术效益。

第三，加强对手术室的管理和考核。由于手术室在医院中起到管理和调配手术资源的作用，很难将其纳入成本中心或效益中心进行绩效考核和管理。实行手术包间成本核算方法后，可以加强对手术室可控成本的准确计量和持续跟踪，手术室利用率、可控成本的变动情况将为考核手术室是否合理安排手术、是否有效进行成本控制提供依据。

（2）手术包间成本的测算方法及步骤。

第一，选取合适的期间，即手术室固定成本并无较大变动或更改，能够准确反映手术室成本一般水平的期间，针对此期间手术室发生的成本进行归集和整理。

第二，区分专用成本和公共成本，剔除不应包含在手术包间成本中的成本。

手术室直接成本包括手术室设备的购置和维护费用、手术器械和耗材的采购费用、医生和护士的工资和津贴等。这些成本是直接与手术室相关的，可以直接追溯到每一台手术的费用。

手术室间接成本包括手术室的管理费用、水电费、房租等间接费用。这些成本是与手术室运营相关的，无法单独追溯到每一台手术。

麻醉科需承担的成本。由于麻醉科需在手术室进行麻醉工作，其收入产生于手术室，相应地也需承担手术室部分公共成本，可按该期间麻醉收入与手术收入的比例，计算麻醉科应承担的手术室公共成本金额。

第三，包间成本的归集和测算。剔除上述成本后剩余的成本即为手术包间成本，将此部分成本按选取期间的工作日和手术间数量进行分摊，即可得出手术包间日成本水平。

（二）门诊室经济核算难点

由于大多数临床类科室兼门诊和病房的工作，在对临床类科室进行核算和考评时多将门诊和病房作为整体进行考核；但同时，为了方便科室清晰了解门诊、病房的收支结余情况，对门诊、病房进行合理的资源调配，于是对门诊科室进行准确、合理、全面的收入成本核算成了建立医院全成本核算体系的关键。

根据收支配比原则，门诊科室产生的诊疗收入、药品、材料收入均归集至门诊科室；门诊科室开单，在门诊科室或病房发生的检查或治疗收入归集至相应的技诊科室或对应的病房。门诊成本的核算难点如下：

1. 可直接归集至专科的成本

（1）药品、卫生材料的成本。根据收支配比原则，门诊科室产生的药品、材料收入对应的可收费药品、卫生材料成本直接计入门诊专科。

（2）人力成本的划转。由于医生人力成本同时体现在门诊和病房，需将医生人力成本采用一定的分摊比例在门诊和病房之间划转，例如，可根据医生出诊工时划转人力成本：

$$门诊专科人力成本 = \sum 出诊医生人力成本 \qquad （式4-1）$$

$$出诊医生人力成本 = 医生个人薪资 \times \frac{出诊工时}{工作日总工时} \qquad （式4-2）$$

（3）专科专用医疗设备的折旧费。由于某些门诊专科需使用一些特定医疗设备进行特殊检查和治疗，如口腔科、眼科、耳鼻喉科等。此部分专用医疗设备费用直接归集至相应的门诊专科。

（4）其他可直接归集至专科的成本。如门诊专科专用的五金、百货材料，专科专用的维修费等。

2. 不可归集至专科的间接成本

间接成本是指多个对象的共同成本，它们无法被直接追溯到某一具体服务或业务流程中，与所提供的服务没有密切因果关系。为了说明医疗服务项目成本的完整性，间接成本的一部分必须与每一单位的服务成本联系起来。

不可归集至专科的间接成本包括：①折旧费：指房屋折旧、固定资产折旧和公共医疗设备折旧费用。②水电费。③物业管理费：指清洁费、保安工资、医疗垃圾/生活垃圾处理费、洗涤费等。④后勤辅助费用：指前线服务中心、药房、收费处、总务等后勤补助部门的支出。⑤门诊部公共费用：指分诊台、注射室、门诊办公室等门诊公共部门和区域的全部费用。⑥其他费用：指其他不可直接归集至专科的间接公共成本。

（1）传统的门诊公共成本核算方法。传统的门诊公共成本核算方法是根据相关性原则，按一定标准，将不可直接归集至门诊专科的间接成本分摊至各门诊诊室，再根据各门诊专科占用诊室情况计算各专科负担的公共间接成本。例如，按诊室占用面积分摊门诊部折旧费、水电费等；按各专科出诊工时分摊物业管理费、后勤辅助费用等。

传统的门诊公共成本核算方法的优点是能够将门诊部全部成本真实、完整地反映在各门诊专科，缺点是专科的门诊成本可能随门诊部公共成本的波动而波动，不利于科室清晰、及时地了解和掌握本科的门诊成本水平。由此便产生了诊间成本核算方法。

（2）诊间成本核算方法。诊间成本核算方法是将门诊间接公共成本进行归集和测算，测定每个诊间（或每类诊间）每天的公共成本水平，即诊间成本，再根据门诊专科占用诊间天数，计算某期间门诊专科的诊间成本。下面探讨关于诊间成本核算方法的测算步骤：

第一，将诊间分类分级。将诊间分类分级步骤针对门诊诊间面积、规格、采光、设施新旧程度等差异较大的医院，各诊室条件基本一致的医院无须分级。可将全部诊间分为A、B、C三个级别（可根据诊间条件差异适当增多或减少级别）。

第二，确定不同级别诊间的系数。确定各级别诊间承担成本的比例，承接上文，以B级诊间为标准诊间，确定A级诊间成本系数为1.2，B级诊间成本系数为1，C级诊间成本系数为0.8。则A级诊间成本相当于1.2倍的标准诊间成本，C级诊间成本相当于0.8倍的标准诊间成本。

第三，确定某期间门诊间接公共成本金额。例如，某医院××年门诊折旧费（提出专用医疗设备折旧费后）、水电费、物业管理费、后勤辅助费用、公共费用等合计200万元。

第四，折算标准诊间数。承上例，例如，该医院门诊A级诊间共计30个，B级诊间50个，C级诊间20个，则折算成标准诊间后，该医院共计102（102＝30×1.2+50×1+20×0.8）个标准诊间。

诊间成本核算方法的优点是有利于门诊专科根据占用诊间数量和天数直接判断该期间承担的诊间成本水平，从而避免因公共成本波动引起门诊效益波动的情况，有利于科室进行合理的经济效益管理。

（三）后勤辅助科室经济核算难点

1. 后勤辅助科室的成本构成

后勤辅助科室是指服务于医疗业务科室和医技类科室，为其提供补助服务的科室。例如，前线服务中心、药房、收费结账处、机电维修科、被服供应中心、供应室等。

后勤辅助科室的成本主要包括两部分：变动成本和固定成本。

变动成本是指在相关范围内，后勤辅助科室成本的发生与工作量相联系，随着业务量的变化而同比例变动的成本。主要包括药房的药品、供应室的卫生材料、机电维修科的维修材料等。

固定成本是指后勤辅助科室在较长时期和一定范围内，成本总额不随业务量变动而变动的成本，主要包括人员成本、房屋及固定资产等折旧和维修费、科室业务费用和办公费用等。

2. 后勤辅助科室成本的核算方法

（1）使用完全成本法进行成本分摊。

第一，成本分摊的基础。成本分摊要把每一项成本都分摊到导致其发生的成本对象中去。把成本和成本对象联系起来的媒介是成本动因，通常被称为成本分摊的基础。在实际工作中，人们常常将主要成本通过成本动因逐项分配到部门、工作和项目中去。

各临床开始的需求导致后勤辅助科室服务的产生与存在，而后勤辅助科室服务的提供又导致其成本的发生。在选择以分摊后勤辅助科室成本为基础时，要尽量找出恰当的形成因素，即分摊标准（费用分摊标准的恰当性是指费用分摊所依据的标准与所分摊的费用额具有比较密切的联系，分摊将比较接近实际情况，分摊标准的资料比较容易取得，分摊计算过程切实可行），如此方能使服务成本分摊更加准确。而管理人员通过掌握成本的形成因素，就能更好地控制后勤辅助成本的耗费。

总体而言，分摊后勤辅助科室费用的基础标准主要有以下两种：

消耗类分摊标准。如服务量、服务工时、公里数等。

成果类分摊标准。如科室占用面积、人数、医疗收入等。

应该尽量对所有相类似的责任中心运用一致的成本分摊依据。当然，并不存在可以适合所有中心的分摊依据，但是相似成本中心的成本分摊应该使用相同的方法。

第二，成本分摊的步骤。

确定某成本对象某个期间所需分摊的相应后勤辅助费用总额。

为待分摊成本确定合适的分摊标准。

计算该期间所选分摊标准的总量。

以每种待摊成本总额除以分摊标准的总量得到该待摊成本的成本率。

统计该期间该成本对象所消耗的各种分摊标准的数量。

把各种分摊标准对应的成本率和成本对象所消耗的各种分摊标准数量相乘，得到应承担的后勤辅助成本。

第三，成本分摊的方法。

直接分摊法。直接分摊法是指各后勤辅助科室之间相互提供的服务量忽略不计，只是将后勤补助科室的全部成本按收益大小分摊到后勤辅助科室以外的各科室的一种方法。如此分摊成本的一个目的是鼓励科室间相互监督和科室内部的成本控制。这种方法只适合各后勤辅助科室之间互相耗用对方服务量不多，或各后勤辅助科室之间耗用对方服务量大致相同的情况。

顺序分摊法。采用顺序分摊法，先要选择一个向其他后勤辅助科室提供服务最多的后勤辅助科室作为第一分摊顺序，然后以此类推，并且后一顺序的后勤辅助科室只向医疗业务科室和居于其后位的后勤辅助科室分摊成本，而不再向居于其前位的科室分摊成本。顺序分摊法允许对每一次成本分摊采用不同的分摊标准，增强了成本转移的准确性和可信性，并且提供了额外的、可用于制定决策的业绩考评指标和信息。但顺序的确定有主观因素在内，而由此又会导致劳务单位成本产生巨大差异，引起各责任中心管理者之间的矛盾（即使接受分摊的中心及其费用水平并未发生变动，不同的分摊顺序也会产生不同的成本核算结果），且没有考虑到为服务科室之间相互提供劳务。

交互分摊法。交互分摊法是指在完全考虑各科室之间互换成本的基础上，将某一后勤辅助科室成本在其他各后勤辅助科室及医疗科室交互分摊的一种精确计算成本的方法。由于在各后勤辅助科室之间分摊费用，采用交互分摊法的结果较为准确，同时也能促使各后勤辅助科室降低相互的消耗，但服务成本要等到所有科室成本均结算完成后才能进行分摊，会影响成本分摊的及时性。为了防止费用在各科室间无限循环地分摊下去，必须规定交互分摊次数，以提高成本分摊过程的效率。

"一次交互分摊法"是一种简便的交互分摊法，它是指首先对后勤辅助相互提供的服务费用在各后勤辅助科室进行一次交互分摊，然后将各后勤辅助科室交互分摊后的实际成本直接分配给除后勤辅助科室以外的收益科室的一种成本分摊方法。

（2）使用内部服务价格核算业务科室应承担的后勤辅助成本。医院内部各责任中心在经营过程中，既相互联系又相互独立地开展各自的活动。为了合理地评价内部各责任中心的绩效，明确区分各自的经济责任，使各责任中心的绩效考评与考核建立在可比的基础上，对各责任中心之间的经济往来，必须根据各责任中心业务活动的具体特点，按照等价交换的原则，制定具有充分经济依据的内部服务价格。

内部服务价格，又称内部结算价格或内部转移价格，是指一个企业或集团的各责任中心相互提供产品和劳务所采用的一种结算价格。"内部服务价格"（内部转移价格）的定义是：转让价格指从一个加工阶段或一个部门转移到另一个加工阶段或另一个部门，或从集团企业的一个单位转移到另一个单位的商品或劳务的价格。

第一，采用内部服务价格分摊方法的原因和意义。普通的成本分摊方式是将医院的后勤辅助费用以一定的标准分摊至各业务科室，能明确计量后勤辅助科室提供劳务对象和数量的，则根据提供劳务数量将补助费用分摊至接受劳务的业务科室（如机电维修成本，一般是根据科室维修次数统计情况，将机电维修总成本分摊至维修科室）。

此种分摊方法的不足之处就是不能明确体现出后勤辅助科室每次提供劳务的成本情况，而且后勤辅助科室发生的很多成本为全院性服务成本，例如，机电维修科对机房的巡查和监控、对电梯的维修等，均为全院性维修成本，而如果某个月只有少数几个业务科室接受机电维修科的劳务，则导致所有全员性维修成本均由获取辅助科室少量劳务的几个业务科室来承担，就必然缺乏合理性和公平性。

实行内部服务价格则能较好地避免以上的不足，即将后勤辅助科室成本划分为公共成本和个别服务成本，公共成本以一定比例由所有业务科室每月固定承担，个别服务成本则由内部服务价格来弥补和体现。

另外，采用内部服务价格的成本分摊方法，使后勤辅助科室为业务科室提供的各种劳务能够量化定价，有利于业务科室明确接受特定劳务的成本情况，明确经济责任，从而积极主动地控制成本，有利于培养业务科室的节约意识。

第二，内部服务价格的实施步骤。现以某大型三甲医院的机电维修内部服务价格的推行为例，探讨内部服务价格的实施步骤。

确定内部服务价格测算范畴。应该明确实行内部服务价格的劳务是属于可以具体到科室的劳务，而非全院性公共服务，如果科室服务性质含有全院性公共服务的部分，则需将此部分劳务剔除，再测算内部服务价格。

初步制定内部服务价格。根据市场平均价格制定出每项维修工作的服务价格，每次为科室提供维修服务时，填写维修单，明确科室本次维修金额，由维修科室签名确认后生效。每月统计各科室维修费用，编制"科室机电维修费用情况表"。

内部服务价格与原有成本核算方式并行实施。

比较内部服务价格与原核算结果的差异。

完善内部服务价格，推行内部服务价格结算。

根据差异调整内部服务价格的不合理之处，完善内部服务价格。当内部服务价格相对完善和合理之后，可正式施行内部服务价格结算，并可进一步在内部服务价格的基础上建立相应的绩效考评体系。

通过运用内部服务价格核算成本，让各科室直接购买原来的间接服务，而不在各科室之间分配这些成本，可以使科室主管认真关心本科室的成本。内部服务价格能促使各责任中心加强经营管理和提高经营效果，同时也提高了医院的整体经营效果。

不能期望一种内部服务价格是永久性的，它通常会随成本、供需、竞争力以及其他因素的变动而变动。内部服务价格一般可以在两年后全部调整一次，以便在一段相对稳定的时间内让各责任中心持续提高效率、维护好控制成本的既得利益。

六、医院核算工作效率提高的方法

（一）参与数据系统建设

1. 建立 HIS 系统

医院根据各种需求逐步建立以医院信息系统（HIS 系统，包括门诊、住院、医技、手术麻醉等业务系统）为核心的信息系统。该系统为成本核算提供了必要的信息化支持，如医嘱系统、技诊系统等。各个 HIS 系统通过采集、整理和列表的过程，将成本核算系统需要的信息展示出来，为成本核算系统提供相关信息。

若医院的 HIS 系统、财务软件和成本核算系统之间信息传递不通畅，形成信息孤岛，将为成本核算工作带来很大难度，因此，完善医院成本核算系统，同步参与业务系统的建设，是提高核算工作效率的方法之一。例如，进一步完善核算系统需加强对门诊、医技、手术麻醉等科室的核算，根据经济管理的需求，提出需按不同的口径统计上述科室的工作量与收入，并在信息部门开发阶段参与技诊管理报表的设计、修改。这种方法加强了临床类科室与管理部门的信息交流。

2. 建立库房系统

成本核算的范围大小、深度取决于是否取得及时而准确的信息。因此，把物资管理系统与门诊、住院或各技术诊断系统集成，既真实反映医疗业务的支出，又不增加业务科室的工作量，还为医院控制支出提供了依据。

医院的各项业务活动过程，是使用和消耗各类物资的过程，物资从进入医院开始，通过系统对部门领用、消耗等各个环节进行全程跟踪、分析，是医院控制成本及病人费用的有效手段。

例如，术中需要使用许多高级的卫生材料，若没有记录清楚各种材料的实际使用情况，笼统地采用分摊的方法，将对科室核算数据的准确性产生较大的影响。通过线上手术系统，并对手术室的卫生材料进行二级库管理，准确记录每一例病人使用的卫生材料，则可以准确核算出各个科室在手术室产生的手术收入、支出情况。

3. 建立核算系统

（1）搭建符合医院实际情况的核算系统框架。随着医院对核算工作的精细化要求越来越严格，要想深入开展核算工作，单纯靠手工核算将难以为继。因此，必须借助信息化的手段，搭建符合医院实际情况的核算系统框架，逐步提升核算的自动化程度，提高核算工作的效率，适应医院的发展。只有构建灵活强大的核算系统，才能满足医院的不同核算需求。

（2）逐步实现数据采集的自动化功能。医院的信息化建设是根据医院的实际情况逐步实现的。同样，核算系统的建设也需要经历一个逐步完善的过程。核算系统的自动化建立在医院其他已上线系统的基础上。虽然核算系统不可能一上线就非常完善，全部的功能都实现自动化，但医院可以在建设系统的时候预留数据接口，待其他相关系统建设完成，则可快速实现对接，提升自动化程度。

例如，某医院的供应室没有上线二级库管理系统，每月只能根据科室手工填报的数据进行核算，工作量大且时间差异较大，不利于核算工作的进一步深入。经过多方努力，该院的供应室终于上线二级库管理系统，与此同时，在信息部门的协调处理下，核算系统则可立即采集对应的系统数据，从而减少手工核算工作，提高核算数据的准确率。

（3）搭建支持多个核算方案的核算系统。由于核算目的不同，全成本核算方案、内部分配核算方案对核算数据的处理方法也不尽相同。这就要求核算系统能够支持多个核算方案，包括收入的核算、成本的核算等。因此，核算系统需要根据不同的核算方案分别进行设置。

第一，对收入核算的处理。在全成本核算方案下，临床类科室应核算所有的收入，包括需要医技类科室协作完成的收入。而医技类科室在核算其收入时，也包含临床类科室完成的所有收入。

在内部分配核算方案下，对于医技类科室协作完成的收入，在部分医院中，出于对内部分配的平衡、内部管理有效性的考虑，可能按各方协商确定的比例对收入进行划分。

第二，对成本核算的处理。在全成本核算方案下，临床类科室由于核算所有的收入，故也应核算所有的成本，包括在手术室产生的成本、医技类科室协作成本、后勤辅助科室成本、管理部门成本等，根据四级分摊方法，逐一核算分摊至临床类科室中。

在内部分配核算方案下，根据不同医院的管理需要，对各种成本的处理将变得十分灵活。如科室的奖金支出、部分折旧费不纳入科室核算，这就要求在核算系统中进行灵活设置。要达到这样的效果，必须从成本的采集、待摊成本的设置、分摊方法的选择上，均进行独立设置。

（二）设计多维度核算数据报表

通过核算系统，数据的处理过程在系统后台进行。如何验证系统对数据处理是否正确，则需要设计多维度的核算数据报表。

1. 收入维度

根据收入是否已进行处理，可以把收入分为原始收入、核算收入。

（1）原始收入：根据各个系统原始采集、录入的收入。

（2）核算收入：根据定义的核算规则，进行核算处理的收入。如手术收入根据执行科室进行交叉划转。

2. 成本维度

根据成本是否已进行处理，可以把成本分为原始成本、核算成本，并且可以对核算成本中各科室的摊入成本及待摊成本进行查询。

（1）原始成本：根据各个系统原始采集、录入的成本。

（2）核算成本：根据定义的核算规则，进行核算处理后的成本。如电费根据面积分摊计入相应的科室。

第一，摊入成本查询：根据设置的分摊步骤，查询某核算单元摊入的相应成本。

第二，待摊成本查询：根据设置的分摊步骤，查询某待摊成本实际摊出的情况。

3. 核算报表维度

综合体现核算单元在某核算方案下，经过定义的核算规则核算后的收入、支出情况。

4. 手工数据的填报格式及填报要求

（1）提供统一的报表格式。医院的 HIS 系统是在满足医疗需求的基础上结合流程优化的要求建立起来的，不一定能够提供所有的核算基础数据。在系统建立、完善的过渡时期，就需要各部门通过手工填报核算所需数据。例如，产妇到门诊进行胎监，胎监的设备在产房，因此，相关部门需将产科门诊产妇的这部分工作量和收入手工调整至产科病区。为了提高汇总数据的效率，核算部门需将统一的手工报表填报格式提供给科室，要求科室每月按时提交报表。

例如，核算部门设计统一的填报表格来规范科室名称，统一填报表格中的科室名称是准确开展核算工作的重要基础。若由各个部门自行填报，有可能由于各方面原因而造成核算差错。

（2）明确填报部门的责任。由于各部门填报的数据决定了核算结果的准确性，进一步影响绩效考核结果与医院管理决策，因此，财务部门要求数据填报部门需对其所上报数据的真实性、完整性负责，若填报数据有误将影响科室核算结果，数据填报部门需向受影响科室解释说明并做出更正。

第三节 现代医院费用的管理与核算

一、医疗业务成本的核算

（一）医疗业务成本的核算内容

医疗业务成本核算指医院开展医疗服务及其辅助活动发生的各项费用，包括人员经费、耗用的药品及卫生材料费、固定资产折旧费、无形资产摊销费、提取医疗风险基金和其他费用，不包括财政补助收入和科教项目收入形成的固定资产折旧和无形资产摊销。

本科目应设置"人员经费""卫生材料费""药品费""固定资产折旧费""无形资产摊销费""提取医疗风险基金""其他费用"等一级明细科目，并按照各具体科室进行明细核算，归集临床服务、医疗技术、医疗辅助类各科室发生的，能够直接计入各科室或采用一定方法计算后计入各科室的直接成本。医疗业务成本的主要账务处理如下：

第一，为从事医疗活动及其辅助活动人员计提的薪酬、福利费等，借记本科目（人员经费），贷记"应付职工薪酬""应付福利费""应付社会保障费"等科目。

第二，计提的医疗风险基金，按照计提金额，借记本科目（提取医疗风险基金），贷记"专用基金—医疗风险基金"科目。

第三，开展医疗活动及其辅助活动中发生的其他各项费用，借记本科目（其他费用），贷记"银行存款""待摊费用"等科目。

期末结账后，本科目应无余额。

（二）医疗业务成本的核算方法

1. 人员经费

人员经费的核算，主要是将医院在医疗运营过程中发生的医疗业务人员的薪酬支出、福利补助等计入医疗业务成本等，如基本工资、津贴补贴、奖金、社会保障缴费等。

根据《政府收支分类科目》中的支出经济分类科目，"人员经费"一般包括"工资福利支出"和"对个人和家庭的补助"两个二级明细科目。

"工资福利支出"一般包括"基本工资""津贴补贴""奖金""社会保障缴费""伙食补助费""绩效工资""其他工资福利支出"等三级明细科目。

"对个人和家庭的补助"一般包括"抚恤金""生活补助""救济费""医疗费""助学金""奖励金""住房公积金""提租补贴""购房补贴""住房补贴""其他对个人和家庭的补助"等三级明细科目。

2. 耗用的药品及卫生材料费

开展医疗活动及其辅助活动时，内部领用或销售发出的药品、卫生材料等，按其实际成本，借记本科目（卫生材料费、药品费），贷记"库存物资"科目。

（1）药品费的核算。

第一，药品明细科目的设置。药品成本作为医院运行过程中的重要成本，其确认与计量十分重要。为了今后能划清明细支出，满足各级各类检查及财务分析的需要，应尽可能将药品分类确认清楚，设立具体的明细科目，可包括以下内容：

用以确认医院销售发出的药品的明细科目。与医疗收入配比，在"医疗业务成本—药品费"下设置二级明细科目"销售成本"，在"销售成本"下设三级明细科目"门诊药品费"和"住院药品费"。在"门诊药品费""住院药品费"下分别设置四级明细科目"西药费""中成药费""中草药费"。

用以确认医院日常消耗且无法单独向患者收费的药品的明细科目。在"医疗业务成本—药品费"下设置二级明细科目"消耗药品费"。在"消耗药品费"下设三级明细科目"西药消耗""中成药消耗"及"中草药消耗"。

用以确认使用自筹配套资金的科研、教学项目耗用药品的明细科目。在"其他费用—其他商品和服务支出—自筹科教经费"下设置明细科目"科研消耗药品""教学消耗药品"进行核算。

用以确认义诊、扶贫等活动而耗用的无法向患者收费的药品的明细科目。在"医疗业务成本—药品费"下设置二级明细科目"义诊扶贫药品费"。

医院还可根据自身核算需要与管理要求，在"医疗业务成本—药品费"下设置其他明细科目。

第二，药品成本的计量。按制度规定，药品在发出时，应当根据实际情况采用个别计价法、先进先出法或者加权平均法来确定实际成本。由于计算机系统的普及，医疗机构具备采用计算机对药品进行管理的条件，基本具备采用个别计价法核算发出药品、结转药品成本的条件。

在确认销售发出、消耗领用、科教项目领用、特殊用途消耗药品时，应按照实际成本，借记"医疗业务成本""待冲基金"等科目，贷记"库存物资—药品"。

第三，药品费结转实例。因《医院会计制度》在库存物资的药品下设"药库""药房"两个明细科目进行核算，本部分成本结转举例遵从该分类规则。

药库药品费结转。药库的职能主要在于储存采购入库药品，调拨发出至药房。由于其不直接面对患者销售，向患者销售发出的药品成本结转主要在药房进行。有的医院因操作习惯等原因，也会从药库直接向最终使用者发出药品，如放射性特殊药品。

药房成本结转：①医院销售发出、向患者收取费用的药品成本结转。医院应在计算机系统中将门诊、住院销售的药品区别开来，在月末进行成本归集时，按照门诊、住院归集成本；②医院日常消耗，且无法向患者收费的药品成本结转。在医院的日常运作中，有些医疗服务价格已包含药品费在内，这些医疗服务所消耗的药品无法单独向患者收费，应单独设立明细科目核算。

（2）卫生材料的核算。

第一，卫生材料明细科目的设置。医院卫生材料是医院临床科室、医技科室在为病人诊疗、检验、检查过程中使用而消失或改变实物形态的物品，是医院开展医疗工作的物质基础之一，也是流动资产的重要组成部分。为了保证核算质量，财会部门的明细分类账与物资管理部门的明细账应定期进行核对，及时处理账账不符或账实不符问题。

卫生材料成本是医院运行过程中的重要成本，为了能明确成本、满足财务管理及分析需要，应尽可能进行明细核算，设立具体的明细科目。包括以下内容：

用以确认医院提供医疗服务发出的卫生材料的明细科目。按照卫生材料的分类，在"医疗业务成本—卫生材料费"下设置二级明细科目"低值易耗品""医用耗材""试剂"和"其他卫材"，上述二级明细科目下可按医院实际管理需要设置"介入类""植入类"等三级明细科目进行核算。

用以确认使用自筹配套资金的科研、教学项目耗用卫生材料的明细科目。在"其他费用—其他商品和服务支出—自筹科教经费"下设置二级明细科目"科研消耗卫材""教学消耗卫材"进行核算。

用以确认义诊、扶贫等活动而耗用的无法向患者收费的卫生材料的明细科目。在"医疗业务成本—卫生材料费"下设置二级明细科目"义诊扶贫卫材费"。

医院还可根据自身核算需要与管理要求，在"医疗业务成本—卫生材料费"下设置其他明细科目，如用来确认为各种会议、活动（如亚运会）提供医疗保障备用卫生材料的明细科目，等等。

第二，卫生材料费结转实例。在确认销售发出、科教项目消耗、特殊用途消耗卫生材料时，应按照实际成本，借记"医疗业务成本""科教项目支出"等科目，贷记"库存物资—卫生材料"。

3. 资产折耗

医疗业务成本中的资产折耗主要是固定资产折旧和无形资产摊销。主要账务处理如下：

（1）固定资产折旧。为开展医疗活动及其辅助活动所使用固定资产，按应计提的金额，借记"医疗业务成本"科目，贷记"累计折旧"科目；经营出租的固定资产，按应计提的金额，借记"其他支出"科目，贷记"累计折旧"科目；行政管理部门使用的固定资产，按应计提的金额，借记"管理费用"科目，贷记"累计折旧"科目；为自制药品、卫生材料所使用固定资产，按应计提的金额，借记"在加工物资"科目，贷记"累计折旧"科目；财政补助、科教项目资金形成的固定资产计提折旧时，按照财政补助、科教项目资金形成的金额部分，借记"待冲基金"，贷记"累计折旧"。

（2）无形资产摊销。按月计提无形资产的摊销时，需要按无形资产的服务对象，计入"医疗业务成本""待冲基金""管理费用"等。

4. 提取医疗风险基金

提取的医疗风险基金，按照计提金额，借记本科目（提取医疗风险基金），贷记"专用基金—医疗风险基金"科目，医院购买商业医疗保险或者进行医疗赔偿时，借记本科目，贷记"银行存款"等科目。所提取的医疗风险基金不足支付时，按照超出部分的金额，借记"医疗业务成本"科目，贷记"银行存款"等科目。

5. 其他费用的管理与核算

"其他费用"科目用来核算开展医疗活动及其辅助活动中发生的其他各项费用，应参照《政府收支分类科目》中"支出经济分类科目"的相关科目进行明细核算，具体包括办公费、印刷费、咨询费、手续费、水费、电费、邮电费、取暖费、物业管理费、交通费、差旅费、出国费、维修（护）费、租赁费、会议费、培训费、招待费、劳务费、委托业务费、工会经费、福利费等。

为了真实地反映各个期间医院的经营状况，其他费用的核算也应遵循权责发生制的要求，其确认期须与受益期配比，而不能仅按结算时间一次性列支。如物业管理费的结算，由医院主管部门确认服务量及支出后，交由财务部门挂账，实际支付时再冲销；若医院信息系统支持，还可以在合同系统中设定相关费用的待摊、预提功能，在合同签订后即按受益期列支各项费用。

二、财政项目补助支出的管理与核算

财政项目补助支出，是指使用财政项目补助（包括当年取得的财政补助和以前年度结转或结余的财政补助）发生的支出，包括购建专款、修缮专款等指定项目或用途的支出等。对项目支出必须按照规定的用途专款专用，并坚持先收后支、量入为出的管理原则。

本科目应当按照《政府收支分类科目》中"支出功能分类科目"的"医疗卫生""科学技术"等相关科目及具体项目进行明细核算。

（一）财政直接支付方式下的核算

第一种，发生财政补助项目支出时：

借：财政项目补助支出

贷：财政补助收入—项目支出

借：库存物资/基建工程/在建工程/固定资产/无形资产等

贷：待冲基金—待冲财政基金

第二种，补助形成的固定资产折旧、无形资产摊销：

借：待冲基金—待冲财政基金

贷：累计折旧/累计摊销

（二）财政授权支付方式下的核算

第一种，收到授权支付到账额度时：

借：零余额账户用款额度

贷：财政补助收入

第二种，发生财政补助支出时：

借：财政项目补助支出

贷：零余额账户用款额度

借：库存物资/基建工程/在建工程/固定资产/无形资产等

贷：待冲基金—待冲财政基金

第三种，补助形成的固定资产折旧、无形资产摊销：

借：待冲基金—待冲财政基金

贷：累计折旧/累计摊销

（三）其他方式下的核算

发生财政项目补助支出时，按照实际支付的金额，借记本科目，贷记"银行存款"等科目；对于为购建固定资产、无形资产、库存物资发生的支出，还应借记"在建工程""基建工程""固定资产""无形资产""库存物资"等科目，贷记"待冲基金—待冲财政基金"科目。

期末，将本期科目的余额结转入财政补助结余（转），借记"财政补助结余（转）—财政补助结转（项目支出结转）"科目，贷记本科目。

三、科教项目支出的管理和核算

"科教项目支出"科目核算医院使用除财政补助收入以外的科研、教学项目收入开展科研、教学项目活动所发生的各项支出。

本科目应设置"科研项目支出""教学项目支出"两个明细科目，并按具体项目进行明细核算。以下支出在"医疗业务成本"科目核算，不在本科目核算：医院使用自筹配套资金发生的科研、教学支出，以及作为医疗辅助活动开展的，不与《医院会计制度》规定的特定"项目"直接相关的科教活动发生的相关人员经费、公用经费、资产折旧（摊销）费等费用。科教项目支出的主要账务处理如下：

第一，使用科教项目收入发生的各项支出，按实际支出金额，借记本科目，贷记"银行存款"等科目；形成固定资产、无形资产、库存物资的，还应同时借记"固定资产""无形资产""库存物资"等科目，贷记"待冲基金—待冲科教项目基金"科目。

第二，期末，将本科目余额转入科教项目结转（余），借记"科教项目结转（余）"科目，贷记本科目。

医院使用外部科教项目资金购置固定资产、无形资产的，应当在将相关购置支出资本化的同时，对所购置的资产计提折旧或摊销，折旧或摊销额冲减"待冲基金—待冲科教项目基金"科目。

四、管理费用的管理与核算

管理费用主要核算医院行政及后勤管理部门为组织、管理业务活动所发生的各项费用。为了严格监督管理费用的发生情况，努力节约管理费用开支，严格控制管理费用在医院总费用的比重，对管理费用应按不同的对象和规定的费用进行明细分类核算，据以考核管理费用预算执行的过程和结果，不断提高医院的管理水平。

管理费用核算医院行政及后勤管理部门为组织、管理医疗、科研、教学业务活动所发生的各项费用，包括医院行政及后勤管理部门发生的人员经费、公用经费、资产折旧（摊销）费等费用，以及医院统一负担的离退休人员经费、坏账损失、银行借款利息支出、银行手续费支出、汇兑损益、聘请中介机构费、印花税、房产税、车船使用税等。

为购建固定资产取得的专门借款，在工程项目建设期间的借款利息应予资本化，不在本科目核算；在工程完工交付使用后发生的专门借款利息，在本科目核算。

使用财政基本补助发生的归属于管理费用的支出，在本科目核算；使用财政项目补助发生的支出，在"财政项目补助支出"科目核算，不在本科目核算。

本科目应设置"人员经费""固定资产折旧费""无形资产摊销费""其他费用"等一级明细科目。

"人员经费"和"其他费用"一级明细科目下可根据本科目的核算内容、参照《政府收支分类科目》中"支出经济分类"款级科目设置二级明细科目，进行明细核算。

医院应当在本科目下设置"财政基本补助支出"备查簿，按《政府收支分类科目》中"支出功能分类科目"以及"支出经济分类科目"的相关科目，对各项归属于管理费用的财政基本补助支出进行登记。

五、其他支出的核算

《医院会计制度》中的"其他支出"相当于企业会计制度中的"其他业务支出"与"营业外支出"，指医院主营业务以外其他经营活动所发生的支出，以及与医院经营活动没有直接关系的支出。其他支出无法归属到"医疗业务成本""财政项目补助支出""科教项目支出"及"管理费用"中，包括培训支出，食堂提供服务发生的支出，出租固定资产的折旧费，城市维护建设税、教育费附加等税费，财产物资盘亏或毁损损失，捐赠支出，罚没支出等。

对其他支出进行单独核算的意义在于正确反映医疗成本与医疗收入的配比关系，从而科学评价医院成本管理的水平。

发生其他支出时，借记"其他支出"科目，贷记有关科目。月末将"其他支出"借方余额全数转入"本期结余"科目，借记"本期结余"，贷记本科目。本科目期末无余额。

发生城市维护建设税、教育费附加等纳税义务的，按照税法规定计算的应交税费金额，借记本科目、"固定资产清理"（出售不动产应交的税费）等科目，贷记"应交税费"科目。

第五章 现代医院在建工程与公共基础设施核算

第一节 现代医院工程物资的核算

医院财务管理的会计核算中，增加了"工程物资"科目，核算为在建工程准备的各种物资。医院在原账"在建工程"科目中核算了按照新制度规定应当记入"工程物资"科目内容的，应当将原账"在建工程"科目余额中属于工程物资的金额，转入新账的"工程物资"科目。

一、医院工程物资的认识

工程物资是为在建工程准备的各种物资的成本，包括工程用的材料和设备等，用于支持工程项目的建设和进展。这些物资通常与特定的工程项目相关联，而不是存放在仓库等固定位置。因此，它们不应该被视为库存物品。

工程物资通常包括用于建筑、修缮和装饰的材料，比如水泥、砂石、钢筋、玻璃等。同时，它也包括工程中必要的设备和机器，例如挖掘机、起重机、钻孔机、电缆系统、电气控制系统等。这些物资的使用情况和费用需要记录在相应的项目账户中。

在医院领域，建设和改扩建的各种医疗设施必须考虑到各种特殊需求，比如卫生设施、医疗器械和配件等。这些都是医院建设项目的必要组成部分，需要相应的工程物资来支持建设。管理工程物资的过程中，需要考虑采购、管理、记录和分配等方面的问题。

工程物资的科目设置：工程物资可按照"库存材料"和"库存设备"等工程物资类别进行明细核算。本科目借方余额，反映医院为在建工程准备的各种物资的成本。

二、购入工程物资的核算方法

（一）医院购入工程物资的核算方法

在财务会计方面，工程物资的成本需要按照付款方式来处理。如果通过财政拨款支付，需要将此次拨款的收入记入"财政拨款收入"科目，并将工程物资的成本借记到

"工程物资"科目中。如果使用零余额账户进行支付，就需要将此次支付的额度记入"零余额账户用款额度"科目中，并将工程物资的成本借记到账户"工程物资"科目中。如果通过银行存款支付的话，就需要将银行账户的金额记入"银行存款"科目中，并将工程物资的成本借记到"工程物资"科目中。同时，如果这些物资的费用尚未支付，则需要将这些款项记入"应付账款"科目中。

在预算会计方面，工程物资的费用需要按照预算数额来处理。如果在预算范围内使用资金进行支付，则需要将工程物资的成本借记到"事业支出"科目中，并将预算中的数额从"财政拨款预算收入"或者"资金结存"科目中贷记。这样，就可以保证在预算期内对工程物资的支出得到合理控制，并且符合财务和预算管理要求。

总之，对于大型工程项目，需要采用多种财务与预算管理措施来为其提供有效支持。在此过程中，工程物资的管理和成本分配是非常重要的方面，需要精确记录并按照规定的方式进行处理，以确保财务和预算管理的科学与规范。

（二）医院领用工程物资的核算方法

在工程项目中，工程物资通常是按照领用的方式进行管理的。一般来说，工程物资的成本会在领用时计入在建工程。因此，在财务会计方面，需要按照领用物资的成本来进行会计分录。

如果在工程物资领用过程中，需要将物资的成本计入成本总额和在建工程账户，会计分录如下：借记"在建工程"科目，贷记"工程物资"科目。

一般情况下，工程项目完成后会有一些剩余的工程物资需要退库。此时应该进行相反的会计分录。借记"工程物资"科目，贷记"在建工程"科目。这样就可以将剩余物资的成本从"在建工程"账户中移除。

需要注意的是，如果在工程物资领用的时候，没有将成本计入"在建工程"中，则在退库时就可以不按照以上的会计分录方式处理。不过，为了避免混淆和错误发生，建议在领用时就将其计入"在建工程"，然后在退库时再次对账。这样可以更好地管理和控制工程物资的成本和库存情况。

（三）医院将工程物资转作库存物品时的核算方法

在工程项目完工后，工程物资中可能会有一部分剩余的物品。这些物品可以被转化为医院的库存物品并用于其他的用途。在进行这一过程的账务处理时，需要按照物资成本来进行会计分录。

具体操作方法为：首先需要在财务账簿中借记"库存物品"科目，以便记录所有转化为库存物品的物资成本。同时，在原先的在建工程账簿中贷记"在建工程"科目，并将相应的物资成本转移给库存物品账户。这样，就可以将在建工程账户中的物资成本从"在建工程"账户中移除，并添加到"库存物品"账户中。

需要注意的是，在进行这部分转移处理的时候，需要记录每种物资的具体名称、数量、价格和日期等信息，并对其进行归档，便于后期在进行资产管理时更好地进行跟踪和追踪。同时，这些物品的具体状态也应该得到规范化的管理，以确保物流和库存的顺畅和安全。

总之，在工程项目完工后，将剩余物资转化为库存物品是非常常见的处理方式。在此过程中，需要遵循相应的财务和会计准则，并保持准确的记录和清晰的账务分析，以确保医院的经济和财务管理得到科学和规范的支持。

第二节　现代医院在建工程的核算

医院财务管理的会计核算中，设置了"在建工程"科目，该科目的核算内容与原账的"在建工程"科目的核算内容基本相同。将原账会计科目余额转入新账财务会计科目时，医院应当将原账的"在建工程"科目余额（基建"并账"后的金额，下同），转入新账的"在建工程"科目。

一、在建工程的认识与科目设置

（一）在建工程的认识

在建工程是指医院在建（尚未完工或交付使用）的建设项目（包括新建、改建、扩建、修缮等）工程的实际成本。医院工程项目包括医疗、教学、科研、办公业务用房；职工食堂、职工活动场所、职工浴室等用房；道路、围墙、水塔和污水处理等公用设施的新建、改建、扩建、装修和修缮工程，以及大型设备的安装、修理等。医院对在建项目不再单独设立基建账，但应当按照项目单独核算。本科目借方登记在建工程的增加，贷方登记在建工程的减少，期末借方余额，反映医院尚未完工的建设项目工程发生的实际成本。

（二）在建工程的明细科目设置

在建工程的明细科目应当设置"建筑安装工程投资""设备投资""待摊投资""其他投资""待核销基建支出""基建转出投资"等明细科目，进行明细核算。医院应当根据核算需要，在"1613 在建工程"[1] 科目下按照经费性质（财政项目拨款经费、科教经费、其他经费）进行明细核算。

1. "建筑安装工程投资" 二级科目

在医院建设项目中，建筑工程和安装工程是非常重要的部分，它们的实际成本对项目的投资和开支都有着重要的影响。因此，需要对这两个部分的实际成本进行准确的核算和管理，以更好地控制项目的投资和经费开支。

根据会计准则，针对建筑工程和安装工程的实际成本，需要在会计系统中建立相应的会计科目，并进行分项核算。具体来说，需要设置"建筑工程"和"安装工程"两个三级明细科目来分别进行核算。

在会计核算中，建筑工程的实际成本应包括工程材料、人工费用和机械设备的租用费等方面的支出。对于安装工程的实际成本，则需要包括设备安装、调试等方面的费用，同时还需要考虑一些管理费用、保险费和招投标费用等。

具体的会计处理方式如下：对于建筑工程和安装工程的支出，其会计科目应该根据支出的性质来分类核算。一般来说，需要借记"建筑工程"和"安装工程"科目，同时贷记相应的资金或银行存款科目，记录支出和支付的情况。在建筑工程和安装工程还未完工之前，应该立即核算和记录各项支出。

需要注意的是，在建筑工程和安装工程的实际成本中，不包括设备投资本身的价值及预付给使用单位的预付备料款和预付工程款等相关支出。这些支出应当在其他相应的会计科目中进行核算和管理。

2. "设备投资" 二级科目

"设备投资"是会计科目中的一个分类，主要用于核算企业购买或改造各种设备的投资成本。在医院建设项目中，各种设备通常是项目中非常重要的一部分，它们的投资成本也需要得到合理的核算和管理。因此，需要建立相应的会计科目来记录并分析各种设备的投资成本。

其中，"设备投资"属于二级科目，所以在建立会计系统时需要先建立一级科目"固定资产"，然后作为其下的一个分类细项而创建"设备投资"二级科目。在设备投资账户的会计核算中，需要记录医院建设项目中各种设备的实际成本和其他相关的支付事项，以便最终形成完整和准确的设备投资成本体系。

---

[1]1613 在建工程是指会计科目中的一个分类，通常在资产负债表的资产部分中出现。具体来说，它是一个表示企业正在进行中的，尚未完成建设的各种工程项目的账户类别。

3. "待摊投资"二级科目

核算医院建设项目的应当分摊计入有关工程成本和设备成本的各项间接费用和税费支出。具体包括以下九项：

（1）勘察费、设计费、研究试验费、可行性研究费及项目其他前期费用。

（2）土地征用及迁移补偿费、土地复垦及补偿费、森林植被恢复费及其他为取得土地使用权、租用权而发生的费用。

（3）土地使用税、耕地占用税、契税、车船税、印花税及按照规定缴纳的其他税费。

（4）项目建设管理费、代建管理费、临时设施费、监理费、招投标费、社会中介审计（审查）费及其他管理性质的费用。

（5）项目建设期间发生的各类专门借款利息支出或融资费用。

（6）工程检测费、设备检验费、负荷联合试车费及其他检验检测费用。

（7）固定资产损失、器材处理亏损、设备盘亏及毁损、单项工程或单位工程报废、毁损净损失及其他损失。

（8）系统集成等信息工程的费用支出。

（9）其他待摊性质支出。

4. "其他投资"二级科目

核算建设项目的房屋购置支出、基本畜禽支出（包括购置、饲养支出）、林木支出（包括购置、培育支出）、办公生活用家具、器具购置支出，可行性研究固定资产购置支出、无形资产（包括为取得土地使用权支付的土地出让金）。本明细科目应当设置"房屋购置""办公生活用家具、器具购置""可行性研究固定资产购置""无形资产"等明细科目。

5. "待核销基建支出"二级科目

在医院建设项目中，除了前面提到的设备和基础设施之外，还有一些不属于固定资产而是属于基建投资支出的项目，例如江河清障、航道清淤、飞播造林、补助群众造林、水土保持、城市绿化和取消项目的可行性研究费等。这些项目是医院在建设过程中必不可少的部分，也需要进行精细的管理和核算。

对于这些不能形成资产部分的基建投资支出，需要在会计系统中建立相应的会计科目，并进行明细核算。具体来说，需要按照待核销基建支出的类别进行明细核算，同时应该将这些支出分类到各自的三级科目中，以实现精细化管理。

具体的会计处理方式如下：对于江河清障、航道清淤、飞播造林、补助群众造林、水土保持、城市绿化、取消项目的可行性研究费以及项目整体报废等支出，应该借记相应的科目，同时贷记相应的资金或银行存款科目。这样，就可以记录下这些支出和支付的情况，并锁定相应的成本。

需要注意的是，这些支出不能形成资产，因此在会计核算中不会计入资产账户。另外，在这些基建投资支出当中，预算编制和执行的管理也非常重要。因此，需要对这些支出进行精细的预算管理和资金管理，以保证项目的正常运转。

总之，医院建设项目中的基建投资支出是非常重要的一部分，也需要得到细致的管理和核算。通过进行明细化的科目设置和准确的会计处理，可以更好地实现基建投资支出的有效管理和监控。

6. "基建转出投资"二级科目

在医院建设项目中，为配套建设专用设施是常见的做法，例如园区内的公共厕所、广场、停车场、草坪、垃圾桶、卫生室等。这些专用设施是为建设项目服务的，但其产权不归属于本单位，因此需要进行特殊的核算和管理。

针对这种情况，需要在会计系统中建立相应的会计科目，按照转出投资的类别进行明细核算。例如，可以建立"专用设施转出投资"科目，并进一步分为公共厕所、广场、停车场、草坪、垃圾桶、卫生室等多个明细科目。

在会计处理中，需要根据产权的归属情况确定固定资产的归属性。对于不归属于本单位的专用设施，其实际成本需要通过借记相应的科目，同时贷记相应的银行存款和资金等科目进行记录。这样，就可以记录下专用设施的实际成本和支付的情况。

需要注意的是，由于专用设施的产权不归属于本单位，因此其在会计核算中不会计入资产账户。另外，对于这些专用设施的使用、维护和管理，需要根据实际情况进行精细的管理，以保证建设项目的正常运转。

二、改建、扩建在建工程的核算

固定资产改建、扩建时，将固定资产的账面价值转入"在建工程—建筑安装工程投资"科目，固定资产在改建、扩建工程中涉及替换（或拆除）原资产的某些组成部分的，按照被替换（或拆除）部分的账面价值，财务会计借记"待处理财产损溢"科目，贷记"在建工程—建筑安装工程投资"科目。按照已计提的折旧或摊销，借记"固定资产累计折旧"等科目，按照固定资产等资产的原值，贷记"固定资产"等科目。

三、发包建筑在建工程的核算

医院对于发包建筑工程，根据建筑安装工程价款结算账单与施工企业结算工程价款，按照应承付的工程价款，财务会计借记"在建工程—建筑安装工程投资"科目，按照预付工程款，贷记"预付账款"科目，按照其差额，贷记"财政拨款收入""零余额账户用款额度""银行存款""应付账款"等科目。

四、医院自行施工的小型建筑安装工程的核算

自行施工的小型建筑安装工程，按照发生的各项支出金额，财务会计借记"在建工程—建筑安装工程投资"科目，贷记"工程物资""财政拨款收入""零余额账户用款额度""银行存款""应付账款"等科目；工程竣工，办妥竣工验收交接手续交付使用时，按照建筑安装工程成本（包括应分摊的待摊投资）转入"固定资产"科目。

建设过程中试生产、设备调试等产生的收入，按照取得的收入金额，财务会计借记"银行存款"等科目，依据有关规定应当冲减建设工程成本的部分，贷记"在建工程—待摊投资"科目，按照其差额，贷记"应缴财政款"或"其他收入"科目。

五、设备投资的核算

设备投资，购入设备时按照购入成本，财务会计：借记"在建工程—设备投资"科目，贷记"财政拨款收入""零余额账户用款额度""银行存款""应付账款"等科目。

设备安装完毕，办妥竣工验收交接手续交付使用时，按照设备投资成本（含设备安装工程成本和分摊的待摊投资），财务会计借记"固定资产"等科目，贷记"在建工程—设备投资"科目。

六、待摊投资的核算

建设工程发生的构成建设项目实际支出的，按照规定应当分摊计入有关工程成本和设备成本的各项间接费用和税费支出，先在本明细科目中归集，待建设工程竣工验收时，按照合理的方法分配。

构成待摊投资的各类费用，按照实际发生金额，财务会计借记"在建工程—待摊投资"科目，贷记"财政拨款收入""零余额账户用款额度""银行存款""应付账款""固定资产累计折旧""无形资产累计摊销""应付利息""长期借款"等科目。

待摊投资分配方法如下：

第一，实际分配率：适用于工期短，整个项目的所有单项工程一次竣工的建设项目。实际分配率=待摊投资明细科目余额/（建筑工程明细科目余额+安装工程明细科目余额+设备投资明细科目余额）×100%。

第二，预算分配率：用于工期长，整个单项工程分期分批建成投入使用的建设项目。预算分配率=概算中各待摊投资项目的合计数/（概算中建筑工程、安装工程和设备投资

合计）×100%

按照合理的分配方法分配待摊投资，财务会计借记"在建工程—建筑安装工程投资""在建工程—设备投资"科目，贷记"在建工程—待摊投资"科目。

七、其他投资、待核销基建支出、基建转出投资的核算

（一）其他投资的核算

医院为建设工程发生的房屋购置支出，基本畜禽、林木等的购置、饲养、培育支出，办公生活用家具、器具购置支出，软件研发和不能计入设备投资的软件购置等支出。

按照实际发生金额，财务会计借记"其他投资"科目，贷记"财政拨款收入""零余额账户用款额度""银行存款"等科目。工程完成将形成的房屋、基本畜禽、林木等各种财产以及无形资产交付使用时，按照其实际成本，财务会计借记"固定资产""无形资产"等科目，贷记"其他投资"科目。

（二）待核销基建支出的核算

建设项目发生的江河清障、航道清淤、飞播造林、补助群众造林、水土保持、城市绿化、取消项目的可行性研究费以及项目整体报废等不能形成资产部分的基建投资支出，按照实际发生金额，财务会计借记"基建核销支出"科目，贷记"财政拨款收入""零余额账户用款额度""银行存款"等科目。

取消的建设项目发生的可行性研究费，按照实际发生金额，财务会计借记"在建工程—待核销基建支出"科目，贷记"在建工程—待摊投资"科目。

由于自然灾害等原因发生的建设项目整体报废所形成的净损失，报经批准后转入待核销基建支出，按照项目整体报废所形成的净损失，财务会计借记"在建工程—待核销基建支出"科目，按照报废工程回收的残料变价收入、保险公司等赔款等，借记"银行存款""其他应收款"等科目，按照报废的工程成本，贷记"在建工程—建筑安装工程投资"科目。

建设项目竣工验收交付使用时，对发生的待核销支出进行冲销，财务会计借记"资产处置费用"科目，贷记"在建工程—待核销基建支出"科目。

（三）基建转出投资的核算

建设项目配套而建成的，产权不归属于医院的专用设施的实际成本。在项目竣工验收交付使用时，按照转出的专用设施的成本，财务会计借记"在建工程—基建转出投资"科

目，贷记"在建工程—建筑安装工程投资"科目，同时，借记"无偿调拨净资产"科目，贷记"在建工程—基建转出投资"科目。

八、发生报废、毁损在建工程的核算

由于自然灾害、管理不善等原因造成的单项工程或单位工程报废或毁损、扣除残料价值和过失人或保险公司等赔款后的净损失，报经批准后计入继续施工的工程成本的，按照工程成本扣除残料价值和过失人或保险公司等赔款后的净损失，财务会计借记"待摊投资"科目，按照残料价值和过失人或保险公司等赔款后的净损失等，借记"银行存款""其他应收款"等科目，按照报废或毁损的工程成本，贷记"在建工程—建筑安装工程投资"科目。

第三节 现代医院公共基础设施的核算

一、医院公共基础设施的认识

公共基础设施是指供社会公众使用且由政府和公共机构所负责维护管理的设施，包括市政基础设施、交通基础设施、水利基础设施和其他公共基础设施等。在医院中，公共基础设施主要包括道路、停车场、排水系统、供水系统、电力系统、通信系统、气候调节设备、卫生设备和办公设备等。这些基础设施与医院的日常运营息息相关，它们的投资成本和维护管理费用也需要得到准确的核算和管理。

在会计核算中，需要为公共基础设施建立相应的科目。根据资产的类别、项目等进行明细核算，以便更好地进行计划和管理。同时，按照行业主管部门的分类规定，制定适合于本单位管理的公共基础设施目录、分类方法，作为进行公共基础设施核算的依据。

在初始计量时，公共基础设施的成本应当进行初始计量，以反映其原始价值。在会计处理中，可以通过借记"公共基础设施"科目，贷记"相应的资金"或"银行存款"等科目来记录投资成本和支付事项。同时，需要注意，公共基础设施的价值在使用过程中会发生变化，所以期末余额只反映其原值。

总之，公共基础设施是医院重要的固定资产，需要得到管理和核算。通过进行详细的科目设置和准确的会计处理，可以更好地实现公共基础设施的有效管理和运营。

二、自行建造、外购公共基础设施的核算

（一）医院自行建造公共基础设施的核算

医院自行建造公共基础设施，其成本通过"在建工程"科目归集，包括建筑安装工程投资支出、设备投资、待摊投资和其他投资支出，完工交付使用时，按照在建工程的成本，财务会计借记"公共基础设施"科目，贷记"在建工程"科目。

（二）医院外购公共基础设施的核算

实际成本包括购买价款、相关税费及可归属于该项资产达到预定用途前所发生的其他支出。

按照确定的成本，财务会计借记"公共基础设施"科目，贷记"财政拨款收入""零余额账户用款额度""银行存款""应付账款"等科目。按照付款方式的不同，预算会计借记"事业支出"科目，贷记"财政拨款预算收入""资金结存"科目。

三、无偿调入公共基础设施的核算

（一）医院无偿调入公共基础设施成本能够确定时的核算

取得时，成本包括调出方账面价值、相关税费、运输费等。医院无偿调入公共基础设施成本能够确定时，按照公共基础设施成本，财务会计借记"公共基础设施"科目，按照发生相关税费、运输费等，贷记"零余额账户用款额度""银行存款"等科目，差额，贷记"无偿调拨净资产"科目。按照实际支付的相关税费金额，预算会计借记"其他支出"科目，贷记"资金结存"科目。

（二）医院无偿调入公共基础设施成本无法可靠取得时的核算

医院无偿调入公共基础设施成本无法取得时，按照发生的相关税费、运输费等，财务会计借记"其他费用"科目，差额，贷记"财政拨款收入""零余额账户用款额度""银行存款"科目。预算会计按照实际支付的相关税费金额，借记"其他支出"科目，贷记"资金结存"科目。

四、接受捐赠公共基础设施的核算

（一）医院接受捐赠的公共基础设施成本能够确定的核算

医院接受捐赠的公共基础设施，成本能够确定的，按照公共基础设施成本，财务会计借记"公共基础设施"科目，按照发生的相关税费、运输费等，贷记"零余额账户用款额度""银行存款"等科目，差额，贷记"捐赠收入"科目。按照实际支付的相关税费金额，借记"其他支出"科目，贷记"资金结存"科目。

（二）医院接受捐赠的公共基础设施成本无法可靠取得的核算

医院接受捐赠的公共基础设施，成本无法可靠取得时，按照发生相关税费、运输费等，财务会计借记"其他费用"科目，差额，贷记"财政拨款收入""零余额账户用款额度""银行存款"科目。预算会计按照实际支付的相关税费金额，借记"其他支出"科目，贷记"资金结存"科目。

五、后续支出公共基础设施的核算

第一，医院符合公共基础设施确认条件的后续支出—改扩建支出的核算方法。将公共基础设施的账面价值转入"在建工程"科目，为增加公共基础设施使用效能或延长使用年限而发生的改建、扩建等后续支出，通过"在建工程"科目归集，待资产完成交付使用时，再按照在建工程成本结转至"公共基础设施"科目中。

第二，医院不符合公共基础设施确认条件的后续支出的核算方法。为保证公共基础设施正常使用发生的日常维护等支出，财务会计借记"业务活动费用"科目，贷记"财政拨款收入""银行存款"等科目。对应的，预算会计借记"事业支出"科目，贷记"财政拨款预算收入""资金结存"等科目。

六、对外捐赠、无偿调出公共基础设施的核算

（一）医院对外捐赠公共基础设施的核算

将被捐赠的公共基础设施的账面价值及捐赠过程中归属于捐出方的相关费用一并转入"资产处置费用"科目中。预算会计按照捐赠过程中发生的相关费用，借记"其他支出"科目，贷记"资金结存"科目。

（二）医院无偿调出的公共基础设施的核算

将报经批准无偿调出的公共基础设施的账面价值转入"无偿调拨净资产"科目中。同时，按照无偿调出过程中发生的归属于调出方的相关费用，财务会计借记"资产处置费用"科目，贷记"公共基础设施"科目。预算会计按照调出过程中发生相关费用，借记"其他支出"科目，贷记"资金结存"科目。

七、盘盈、盘亏公共基础设施的核算

公共基础设施清查盘点：医院应当定期对公共基础设施进行清查盘点，每年至少盘点一次，对于发生的公共基础设施盘盈、盘亏或者报废、毁损，应当先计入"待处理财产损溢"科目，按照规定报经批准后及时进行后续账务处理。盘盈的公共基础设施，成本确定按照以下顺序：

第一，按照有关凭据注明的金额。

第二，经过资产评估的，按照评估价值。

第三，按照重置成本确定。

第四，对于成本无法可靠取得的公共基础设施，医院应当设置备查簿进行登记，待成本能够可靠确定后按照规定及时入账。

医院盘亏毁损、毁损报废的公共基础设施的核算方法为：将待处理公共基础设施的账面价值转入"待处理财产损溢"科目中。财务会计借记"待处理财产损溢""公共基础设施累计折旧"科目，贷记"公共基础设施"科目。

八、医院公共基础设施折旧（摊销）的核算

医院公共基础设施折旧是核算医院计提的公共基础设施累计折旧和累计摊销。本科目应当按照所对应公共基础设施的明细分类进行明细核算。本科目期末贷方余额，反映医院提取的公共基础设施折旧和摊销的累计数。

公共基础设施的各组成部分具有不同使用年限或者以不同方式提供公共产品或服务，适用不同折旧率或折旧方法且可以分别确定各自原价的，应当分别将各组成部分确认为该类公共基础设施的一个单项公共基础设施。

第一，公共基础设施折旧的科目设置：医院对使用年限有限的公共基础设施应当按月计提累计折旧，应当设置"公共基础设施累计折旧"科目，该科目按照"公共基础设施"的类别设置明细科目。

第二，公共基础设施不计提折旧的情形有三个：①医院持续进行良好的维护使得其性

能得到永久维持的公共基础设施；②单独确认为公共基础设施的土地使用权；③已折旧（摊销）完毕仍继续使用的公共基础设施。

第三，公共基础设施折旧规定。应当按月计提折旧（摊销），并根据用途计入当期费用；当月增加的，当月开始折旧（摊销），当月减少的，当月不再计提折旧（摊销）。

第六章 现代医院内部控制工作分析

第一节 现代医院风险管理的认知及其步骤

一、医院风险管理的认知

(一) 医院风险管理的内涵

现代医院风险是指影响医院运营目标实现的事件发生的不确定性。"风险无处不在，不论是医院，还是其他经济组织，其运营及组织内的不同层级都会面临来自内部或外部的不同风险。"[①] 风险是客观存在的，无法被完全消除或控制。只有认识风险、承认风险，并采取相应的控制措施，才有可能将风险的影响控制在可承受范围内。医院风险管理就是要识别出直接或间接影响医院运营目标达成的风险，并通过定量、定性的工具对这些风险进行评估，找出其中对目标实现影响最大的风险，从而根据医院的风险偏好确定适当的风险应对策略及方案。

(二) 医院风险管理的原则

医院风险管理应遵循以下原则：

第一，全面性原则。风险管理应覆盖医院所有业务、部门和岗位，贯穿决策、执行、监督、反馈全过程。

第二，重要性原则。在全面管理基础上，应特别关注重要、特殊业务事项和高风险领域，制定风险应对措施，防范重大风险。

第三，成本效益原则。风险管理应合理平衡实施成本与预期效益，力争用最小的成本实现风险管控目标。

第四，系统性原则。风险管理应系统考虑风险因素之间的相关性及相互影响，不能孤立或片面地开展风险应对工作。

---

①操乐勤．内部审计如何参与医院风险管理 [J] ．卫生经济研究，2006（8）：51.

二、医院风险管理的步骤

风险管理基本程序主要包括风险识别、风险评估、风险应对、风险管理的监督与改进等工作。医院开展风险管理工作时，应围绕医院运营目标，健全风险管理机制，严格执行风险管理的基本程序，识别可能影响战略目标实现的潜在风险，将风险控制在可承受范围内。

（一）风险识别

风险识别是风险管理工作开展的基础。只有全面识别出医院运营过程中存在的风险，才能保障实现风险管理效果及目标。如果相关业务风险未能被有效识别，风险评估和风险应对工作也就无从开展，可能导致医院运营暴露在某项高风险之下。为保障风险被完整识别，风险识别可按照以下三个阶段开展：

1. 建立风险框架

风险可分为战略、运营、财务、合规四大类。医院应以风险大类为出发点，结合实际业务流程，搭建统一的三级风险分类框架。各级风险划分标准包括：①一级风险是指主要业务领域所面临的总体性风险。②二级风险是指各主要业务领域中具体运营活动和管理行为所产生的风险，是对一级风险的细分。③三级风险是可能导致二级风险发生的主要风险诱因，是对二级风险的细分，三级风险应落实在具体流程当中。

2. 收集风险信息

风险框架搭建完成后，风控办公室应牵头组织各业务部门以岗位为基础、以风险框架为依托，全面开展风险信息收集工作。风险信息收集方法主要包括问卷调查、风险访谈、风险研讨等。各业务部门开展风险信息收集时，应关注医院内外部信息。

（1）内部信息主要包括：①运营因素，如医疗质量管理、物流管理、资产管理、成本管理、运营方式、业务流程等。②财务因素，如财务状况、经营成果、现金流量等。③人力资源因素，如领导层的职业操守、员工专业胜任能力等。④创新因素，如科研、教育等。

（2）外部信息主要包括：①经济因素，如经济形势、行业政策、资源供给等。②法律因素，如法律法规、监管要求等。③社会因素，如安全稳定、文化传统、社会信用、教育水平、患者行为等。④技术因素，如科技进步、技术改进等。⑤自然环境因素，如自然灾害、事故灾难等。

3. 编制风险清单

各业务部门对收集的风险信息应进行必要的筛选、提炼、对比、分类、组合，以便进行风险评估，并将整理后的风险信息上报风控办公室审核、汇总，形成风险清单。为保障风险管理全面性，风险清单应尽量覆盖各业务流程中影响医院目标实现的主要风险。

（二）风险评估

风险评估是指依据风险评估标准，对所收集的风险信息进行系统分析，评价风险影响，确定风险等级的过程。风险评估是企业风险管理至关重要的手段，它能使组织更好地理解其不断变化的风险状况，并使组织能够将其内部管理资源投入最为重要的风险管控中去。医院每年至少应组织开展一次风险评估工作。评估期间应与本院经营目标的设定期间相一致，通常为一个自然年度。

1. 风险评估的标准

每一个风险都可以从发生的可能性以及风险影响程度两个纬度进行评估。

风险发生可能性是指风险发生概率，按照概率水平划分为极低、低、中等、高、极高五个级别。风险影响程度是指若发生风险可能对医院运营安全、人身伤亡、社会形象及直接经济损失等带来的影响，按照影响程度严重性划分为极轻微、轻微、中等、重大、灾难性五个级别。可能性与影响程度的度量标准取决于组织风险偏好。风控办公室应在风险评估工作开展前，根据医院风险偏好，研究制定本院风险评估标准，经风控委员会审批后发布。

2. 风险评估的方法

风险评估可采用定性与定量相结合的方法。

（1）定性方法主要包括问卷调查、个别访谈、集体讨论、专家咨询、情景分析、标杆比较等。具体如下：

第一，问卷调查法是指通过事先设定的问卷，收集风险事项及不同级别人员对风险的态度、认识和经验。

第二，个别访谈是指通过与熟悉业务流程、有经验的管理人员进行访谈，了解业务流程中存在的风险，进而对风险影响程度进行评估的过程。

第三，集体讨论法是指通过组织讨论，综合管理层、员工和其他利益相关者的知识、经验识别风险事项。讨论会主持人应引导与会者讨论可能影响目标实现的风险事项。

第四，专家咨询法是指针对某个风险同时咨询多个专家，专家们根据自己的经验作出各自评估，再综合这些评估得出结果，专家据此修改，直至达成一致。

第五，情景分析法是指假定某种现象或某种趋势将一直持续，对评估对象在此情况下可能出现的情况或引起的后果作出预测的方法。

第六，标杆比较法是指将自己的经营模式、业务数据等与同类别单位进行比较，进而发掘自身管理中可提升之处的方法。

（2）定量方法主要包括敏感性分析、统计推论、压力测试、事件树分析等。具体如下：

第一，敏感性分析是指从众多不确定性因素中找出对目标实现有重要影响的敏感性因素，并分析、测算其对目标实现的影响程度和敏感性程度，进而判断组织承受风险能力的一种不确定性分析。

第二，统计推论是指通过对一系列数据进行系统分析，推测风险事件发生的概率和后果。统计推论分为前推、后推、旁推三类。

第三，压力测试是指假设发生某种极端情况，推测风险事件发生的影响程度，以评估组织的风险承受能力。

第四，事件树分析法是指遵循从结果找原因的原则，通过分析可能造成项目失败的各种因素，画出逻辑框架图，从而确定可能重要或关键的风险。

风控办公室可结合风险类别和数据的可获取性，灵活选用一种或多种方法开展风险评估工作。

3. 风险评估结果

风控办公室应确定风险评估标准及适当的评估方法，组织业务部门综合评定风险等级。医院可以通过使用风险坐标图、风险热力图来直观地呈现风险评估的结果，并初步确定对各项风险的管理优先顺序和管理策略（即制定风险应对策略及应对方案）。

（三）风险应对

风险应对是指组织立足于医院自身风险损失承受能力，梳理现有风险管控措施，在衡量风险管控成本与效益基础上，研究应对风险的策略的过程。风险应对一般分为风险承担、风险规避、风险转移、风险控制四大类。对于风险发生可能性高且影响程度大的风险，医院可考虑采取风险规避或风险转移策略应对风险，而对于风险发生可能性低且影响程度低的风险，则可以采用风险承担策略。而对于其他风险，则可采取风险控制策略，即通过完善内部控制体系来防范、管控风险。具体如下：

1. 风险承担

风险承担是医院对风险承受度之内的风险，在权衡成本效益之后，不采取控制措施降低风险或者减轻损失的策略。

2. 风险规避

风险规避是医院对超出风险承受度的风险，通过放弃或者停止与该风险相关的业务活动，避免或者减轻损失的策略。

3. 风险转移

风险转移是医院可采取业务分包、购买保险等方式将风险及其可能造成的损失全部或部分转移给他人的策略。

4. 风险控制

风险控制是医院在权衡成本收益后，采取适当的控制措施降低风险或者减轻损失，将风险控制在可承受范围内的策略。常见风险控制方法（措施）包括以下内容：

（1）不相容岗位相互分离。合理设置内部控制关键岗位，明确划分职责权限，实施相应的分离措施，形成相互制约、相互监督的工作机制。

（2）内部授权审批控制。明确各岗位办理业务和事项的权限范围、审批程序和相关责任，建立重大事项集体决策和会签制度。相关工作人员应当在授权范围内行使职权、办理业务。

（3）归口管理。根据本单位实际情况，按照权责对等的原则，采取成立联合工作小组并确定牵头部门或牵头人员等方式，对有关经济活动实行统一管理。

（4）预算控制。强化对经济活动的预算约束，使预算管理贯穿于单位经济活动全过程。

（5）财产保护控制。建立资产日常管理制度和定期清查机制，采取资产记录、实物保管、定期盘点、账实核对等措施，确保资产安全完整。

（6）会计控制。建立健全本单位财会管理制度，加强会计机构建设，提高会计人员业务水平，强化会计人员岗位责任制，规范会计基础工作，加强会计档案管理，明确会计凭证、会计账簿和财务会计报告处理程序。

（7）单据控制。要求单位根据国家有关规定和单位经济活动业务流程，在内部管理制度中明确界定各项经济活动所涉及的表单和票据，要求相关工作人员按照规定填制、审核、归档、保管单据。

（8）信息内部公开。建立健全经济活动相关信息内部公开制度，根据国家有关规定和单位的实际情况，确定信息内部公开的内容、范围、方式和程序。

风险控制方法并不是孤立的，也不是仅针对业务链条的某一环节而言的。各医院应根据自身风险承受能力及风险评估结果，综合运用几种控制方法，形成预防与检查相结合，囊括事前、事中、事后的全方位控制体系，以提升风险控制的效果。

风控办公室应组织业务部门根据风险评估结果，结合本院风险承受度和风险偏好，确定风险应对策略，制定风险管控方案。风险管控方案应经过风控委员会的讨论后下发，由业务部门执行。方案一般应包括风险应对具体目标、所涉及业务流程、风险解决条件及手段、风险发生全过程所采取的应对措施以及风险管理工具。风险管控方案应满足内部控制合规性要求，针对重大风险所涉及业务流程，制定涵盖各环节的全流程的控制措施；对中等、一般风险所涉及的业务流程，要把关键风险管控环节作为控制点，采取相应的控制措施。

（四）监督改进

风控办公室应以重大风险、重大事件、重大决策、重要业务流程为重点，对风险信息收集、风险评估、风险管理策略、关键控制活动及风险管控方案实施情况进行监督，发现问题并督促整改，从而实现风险管理的闭环。风控办公室可通过定期检查、组织召开风险应对研讨会等方式，发现风险管理工作中存在的问题。此外，医院还可以通过建立分专业风险预警指标体系、完善风险预警机制、设定预警指标阈值，来加强风险监控。

风控办公室应编制风险管理报告，对风险管理情况、年度风险评估情况、重大风险管理及应对措施执行情况等进行沟通汇报。风险管理报告分为定期报告和不定期报告。对于年度风险评估结果、重大风险管理及应对措施执行情况等事项应定期向风控委员会汇报。各业务部门在日常工作中发现风险事件或重大风险隐患，应及时上报分管领导，并抄送风控办公室。

第二节 现代医院单位层面内部控制

一、单位层面内部控制的认知

单位层面内部控制是为业务层面内部控制提供环境基础。单位应当单独设置内部控制职能部门或者确定内部控制牵头部门，负责组织协调内部控制工作，同时，应充分发挥财务、内审、纪检监察、政府采购、基建、资产管理等部门或岗位在内部控制中的作用。单位层面内部控制涉及决策议事机制、组织架构、岗位责任制、财务体系和信息技术运用等方面。单位层面内部控制可采取内部牵制控制、集体决策控制、关键岗位或人员素质控制、信息技术控制等方法。

医院内部控制要与医院已建立的 ISO 质量管理体系相融合。ISO 质量管理体系内容包括四级文件，其中程序文件、作业指导书和质量记录与内部控制手册中的流程控制、控制措施和控制文档应当一致。但两者也存在一定的区别，最大的区别在于关注的侧重点不同，ISO 质量管理体系重点关注管理质量的完成，而内部控制体系关注的是风险点的控制。从内部控制的角度完善医院相应的管理流程和管理制度、办法，是在 ISO 质量管理体系四级文件的基础上，对医院 ISO 质量管理体系的补充和完善。把两个管理体系有机地融合，才能确保 ISO 质量管理和内部控制流程统一、制度统一、文档统一，做到同步实施、同步改进、同步检查，减少重复工作，实现全方位、多角度的质量管理和内部的控制目标。

二、单位层面内部控制的风险

单位层面内部控制的主要风险包括以下方面：

第一，单位经济活动的决策、执行和监督没有相互分离，权力过于集中。

第二，组织机构设置不合理，部门岗位职责不明确。

第三，岗位设置失控或设置不合理；关键岗位职责与分工不明晰，没有明确区分不相容岗位。

第四，关键岗位长期由同一个人负责，没有相应轮岗制度；工作人员能力水平不足影响管理水平。

第五，会计机构设置不合理，会计人员业务水平和综合素质不足。

第六，对内部控制执行不力，人为操纵信息系统，信息沟通存在障碍。

三、单位层面内部控制的目标

单位层面内部控制的目标包括以下方面：

第一，确保单位各项经济活动的决策、执行和监督相互分离。

第二，合理设置组织机构，明确部门岗位职责。

第三，建立健全内部控制关键岗位责任制，明确岗位职责及分工，确保不相容职务相互分离、互相制约和相互监督。

第四，实行内部控制关键岗位工作人员的轮岗制度，明确轮岗周期。

第五，确保内部控制关键岗位工作人员具备与其工作岗位相适应的资格和能力。

第六，健全会计部门人员能力配置，配备具有相应资格和能力的会计人员。

第七，运用信息技术手段加强内部控制，将经济活动及其内部控制流程嵌入单位信息系统，固化业务流程，减少或消除人为操纵因素，保护信息安全。

四、单位层面内部控制的内容

单位层面内部控制的工作重点在于建立指导各层级人员执行其内部控制责任以及进行

决策的标准、流程、组织结构,从而为风险评估和控制活动的执行、信息与沟通机制的建立、监督活动的实施提供基础。

(一)职责范围

1. 医院各部门职责

(1)医院办公室的职责包括以下方面:

第一,围绕领导工作重点,协助领导搞好调查研究,帮助院长沟通情况,协调关系,使各项工作始终处于控制下的常规运行状态。

第二,围绕医院工作中心,在制订工作计划或执行上级方针政策上当好院长的参谋和助手,督促贯彻执行院长指令。

第三,协助院长处理日常事务,如会议安排、文件草拟、文电收发、档案管理、印鉴管理、信访工作、提案处理、来宾接待、值班安排、综合情况处理等。

第四,院管会和院长赋予的其他职责。

(2)医务部的职责包括以下方面:

第一,在院长领导下,负责组织实施全院医疗、教学、科研、疾控、门诊等业务管理与行政管理工作,实施相关质量方针和质量目标、指标。

第二,拟定医疗质量管理方案和患者安全目标等有关业务计划,经院部批准后组织实施,督促检查。

第三,组织完成上级下达的指令性任务,制定、演练、落实突发公共卫生事件处理预案。

第四,制定医疗管理制度,督促、检查医疗工作制度、技术操作过程的落实。

第五,负责拟定、实施医疗业务发展规划和工作计划,组织、指导医院专科建设、技术准入及其相关的咨询、论证工作。

第六,负责医院医疗器械采购、维护、管理和病案统计与管理等工作。

第七,负责医院科研、教学管理,具体负责医疗专业技术人员的培训考核、科研申报与组织鉴定,组织临床教学。

第八,受理医疗投诉,处理医疗纠纷。

第九,院管会和院长赋予的其他职责。

(3)护理部的职责包括以下方面:

第一,负责全院的护理业务与行政管理工作,包括制定护理管理与护理工作制度,护理业务工作的检查、考核、评价与监督管理。

第二，拟定、实施护理业务发展规划和工作计划。

第三，协助组织完成上级下达的指令性业务，参与制定、演练、落实突发公共卫生事件处置预案。

第四，具体负责护理科研、护理技术准入及其咨询、论证等工作。

第五，具体负责护理技术人员的培训考核、职称申报，组织临床教学。

第六，具体负责临床人员的调配与管理工作，协助组织护理管理人员和专科护士的培养选拔、绩效考核与分配工作。

第七，院管会和院长赋予的其他职能。

（4）人力资源部的职责包括以下方面：

第一，负责全院的人力资源管理工作，制订实施医院人力资源发展规划、年度计划和管理办法。

第二，负责医院人事分配制度改革工作。

第三，负责医院的岗位设置、人员管理、人事档案管理、专业技术人员的职称评聘、工人技术等级考核、工资福利、考核奖惩、职工考勤等工作。

第四，负责健全和完善医院人员的调配、考核、奖惩、培训等制度，做好人员的招聘、录用、调动、辞职、解聘、退休及病故善后等工作。

第五，负责军转干部安置和编制外人员的管理工作。

第六，负责专家的推荐选拔与培养管理工作，协助上级组织人事部门对高层次人才的考查、管理工作。

第七，负责中层以下管理人员的选拔任用和管理工作。

第八，制订全院培训计划和职业发展计划并组织实施。

第九，院管会和院长赋予的其他职责。

（5）后勤保障部的职责包括以下方面：

第一，负责医院后勤保障物资的采购、保管、配送工作。

第二，负责生产运行班组的管理与安全生产工作。

第三，负责卫生城市创建和爱国卫生工作。

第四，负责医院基建项目的审核报批与日常监督等工作。

第五，负责医院的房产物业管理与维护，审核办理职工购房补贴、职工餐费补贴等工作。

第六，负责后勤服务社会化项目的服务质量监督与管理考核。

第七，负责医院安全保卫和内部综合治理工作。

第八，负责医院车辆的调配与采购、保养、管理工作。

第九，院管会和院长赋予的其他职责。

（6）客户服务部的职责包括以下方面：

第一，负责与相关社区服务中心、乡镇卫生院的联络与协调。

第二，负责医疗市场的调研，拟定市场调整、拓展计划，组织落实医院市场拓展实施方案。

第三，负责与目标客户的沟通联络，抓好服务与回访，广泛宣传推介医院。

第四，负责健康服务管理和健康档案的建立与管理，组织协调健康检查工作。

第五，院管会和院长赋予的其他职责。

（7）财经部的职责包括以下方面：

第一，负责全院的财务与经济管理，编制年度财务预算和财务决算，执行财务计划和预算。

第二，负责资金的筹措、使用与管理，按规定办理财务收支，考核资金使用效果。

第三，负责会计核算，债权、债务核对，固定资产的核查等工作。

第四，负责各科室经费申请报告和政府采购手续的审查、监督和呈报工作。

第五，负责医院经济运行情况的研究、布置、检查等工作，及时向院领导提供全面、真实、可靠的经济信息，为院领导决策提供依据。

第六，负责基建基金的筹集和拨付。

第七，负责全院业务科室的成本核算工作，具体负责院内各科室、各级各类管理人员的绩效考核，及时发放职工工资和福利待遇。

第八，院管会和院长赋予的医保管理、价格管理等其他职责。

（8）采购中心的职责包括以下方面：

第一，认真贯彻执行国家的有关法律法规，制定和完善各项采购与招标的规章制度。

第二，负责医疗仪器设备、器械、卫生材料、药品、试剂、后勤物资等货物和服务的采购活动，接受医院招标采购监督小组及监察、审计、财务等相关部门的工作监督。

第三，接受已论证后的采购计划，审核采购项目的相关资料和证件，确定采购方式。

第四，根据项目需要，审查采购文件，并组织招标信息发布、接受报名、资质审查、采购文件发出、开标或谈判、评审或成交结果公示等采购工作。

第五，负责供应商调查和开发，审查供应商资格，建立供应商信息库。

第六，组织需纳入政府集中采购与招标项目的申报，并参加政府集中采购招标活动。

第七，负责采购有关文件资料的整理和归档。

第八，负责设备物资的商检，协助职能部门做好设备物资安装、验收等工作。

第九，负责组建医院"招标采购评审专家库"。

第十，院管会和院长赋予的其他职责。

（9）信息中心的职责包括以下方面：

第一，负责全院信息化建设、信息系统维护及信息资源管理等工作。

第二，根据医院建设和发展的需要，制订医院信息化建设的规划和年度工作计划。

第三，负责医院计算机网络建设及维护工作，制定医院计算机网络与信息管理的制度，规范网络终端的操作和工作流程，保证医院信息系统的正常运行。

第四，协助、监督、指导相关科室对数据的管理，保证医院信息资源的标准化、完整性、准确性和安全性，做好用户使用权限的设定和管理，落实医院信息资源的保密和共享。

第五，负责医院信息设施与设备采购申请、使用管理和维护，做好信息设备的资产管理。

第六，负责医院各相关科室信息资料的收集、整理和分析，按时向上级主管部门提供各种数据和报表，定期向医院发布经授权的网络信息通告。

第七，定期向院领导提供临床医疗和经济运行情况及其他相关信息的分析报告，并运用相关统计分析方法处理信息资料，为科学管理和决策提供准确的数据依据。

第八，协助建设医院网站，做好技术支持和维护。

第九，做好医院计算机基本理论和操作技能的培训工作，进行医学信息技术教学和研究，协助科室开发相关软件，做好技术服务和实施服务。

第十，院管会和院长赋予的其他职责。

（10）质管办的职责包括以下方面：

第一，负责协调和执行 QPS（质量改进和患者安全）计划，并呈交给医院质量与安全管理委员会。

第二，负责组织、协调等级医院、JCI（美国医疗机构评审国际联合委员会）复评的准备工作，负责评审资料的汇总、审核。

第三，协助医院质量与安全管理委员会制订优先级质量改进项目计划并组织实施，协助建立医院、科室质量监测指标，收集、分析医院质量监测指标，并上报医院质量与安全管理委员会。

第四，开展质量管理宣传、教育、培训工作。

第五，参与病历质量检查工作和电子病历模板的建立、审核、修改工作，使之符合 JCI 标准与国家卫计委、江苏省病历书写规范要求，参与临床路径与单病种的过程管理。

第六，参与医院改进流程的设计、试运行评估和实施，协助各部门改善工作流程，提高工作效率和品质。

第七，协调各科室病人安全和质量改进工作，开展质量改进工作。

第八，督促、检查各科室质量改进与病人安全计划的实施。

第九，汇总医院不良事件，定期分析，跟进重大不良事件的处理和分析，协助制订监控方法和预防措施。

第十，院管会和院长赋予的其他职责。

（11）审计中心的职责包括以下方面：

第一，在集团院长的领导下，负责集团各成员单位的审计工作。

第二，制定内部审计制度规定及工作规范。

第三，开展财务收支、经济效益及有关经济活动审计，预算的执行情况审计，基本建设投资、维修改造工程项目审计，经济合同审计，经济责任审计，开展各类专项审计工作和专项审计调查。

第四，负责内部控制评价工作。

第五，参与物资采购招标、工程项目招标等经济活动的监督工作。

第六，负责协调外部审计与内部审计的工作关系。

第七，院管会和院长赋予的其他职责。

（12）监察部的职责包括以下方面：

第一，负责医院的党风廉政建设、医德医风建设与行政效能检查。

第二，负责监督检查各支部、科室贯彻执行党的路线、方针、政策和医院各项决策部署的情况。

第三，受理对监察对象违反国家法律法规以及违反政纪行为的检举、控告，并保护检举、控告人的合法权利，协助监察机关做好案件的调查。

第四，调查处理监察对象违反国家法律法规、政策和院规院纪行为。

第五，受理监察对象不服行政处分的申诉。

第六，组织落实行风工作责任制，建立健全行风工作规章制度，制订医院行风工作计划。

第七，负责医院行风考核、评议和出院病人随访，满意度调查工作，组织召开工休座谈会，提出行风改进与督促整改建议。

第八，负责职工的职业道德教育和医德档案的建立与管理。

第九，负责与行风监督员的联系与沟通，认真做好来信、来访工作。

第十，院管会、院党委、院纪委和院长赋予的其他职责。

（13）党群部的职责包括以下方面：

第一，宣传贯彻党的路线方针政策，执行院党委的决议决定，落实党建工作、群团工作各项制度规定。

第二，协助处理党委有关事务，负责党建、宣传、统战、侨务、老干部工作，以及医院文化建设、精神文明建设、健康教育工作。

第三，负责医院职能机构负责人的选拔、任用与管理考核工作。

第四，负责工会、团委、妇委会等群团工作，负责职工活动中心的运行与管理。

第五，负责老干部工作。

第六，院党委、院管会、院长赋予的其他职责。

2. 管理委员会职责

（1）合同管理委员会的职责包括以下方面：

第一，制定医院合同管理制度。

第二，指导、协调医院重大合同的签订、执行和管理工作。

第三，监督各科室的合同管理。

第四，促进合同完成质量的改进。

第五，决定合同管理奖惩事宜。

第六，协调解决合同管理中的其他重大问题。

（2）预算管理委员会的职责包括以下方面：

第一，制定医院预算管理制度。

第二，组织医院预算目标的预测。

第三，提出预算编制的方针和程序。

第四，审查各编制的预算草案及整体预算方案。

第五，协调预算编制、执行过程中发现的问题。

第六，下达预算方案。

第七，审查预算调整方案并作出相关决定。

（3）医院质量与安全管理委员会：

第一，制定医院的质量管理工作战略方针。

第二，负责医院提供的服务质量与安全管理，统一领导和协调各专业委员会工作。

第三，负责指导各专业委员会和各科室质量管理计划的制订、贯彻执行和实施监控。

第四，审核各科室风险评估表，研究确定医院性风险评估并进行监控、改进。

第五，各专业委员会和科室通过制定质量管理政策、计划，分析评估流程、检查质量管理项目的数据，对所有的质量管理活动进行总结，为医院制订年度质量与安全管理目标及计划提供决策支持。

（4）药事管理与药物治疗学委员会的职责包括以下方面：

第一，贯彻执行医疗卫生及药事管理等有关法律、法规、规章，制定医院药事管理和药学工作规章制度。

第二，制定医院药品处方集和基本用药供应目录。

第三，制定药物治疗临床诊疗指南和药物临床应用指导原则，监测、评估医院药物使用情况，提出干预和改进措施，指导临床合理用药。

第四，分析、评估用药风险和药品不良反应、药品损害事件，提供咨询与指导。

第五，建立药品遴选制度，审核临床科室申请的新药品、调整药品品种。

第六，监督、指导麻醉药品、精神药品、医疗用毒性药品及放射性药品的临床使用与规范化管理。

第七，对医务人员进行有关药事管理法律法规、规章制度和合理用药知识教育培训，向公众宣传安全用药知识。

第八，每年进行一次药物管理和使用的审查。

（5）医学装备管理委员会的职责包括以下方面：

第一，负责医院医疗设备设施的购置管理、技术管理和经济管理的监督指导工作。

第二，负责医学装备发展规划、年度装备计划、采购活动等重大事项进行评估、论证和咨询，确保科学决策和民主决策。

第三，审核医学装备管理制度。

第四，监督器械科对医学装备购置、验收、质控、维护、修理、应用分析、处置和召回等全程管理，保障医学装备正常使用。

（二）会计控制

会计控制是指利用会计信息对资金运动进行的控制。会计控制要求建立健全本单位财会管理制度，加强会计机构建设，提高会计人员业务水平，强化会计人员岗位责任制，规范会计基础工作，加强会计档案管理，明确会计凭证、会计账簿和财务会计报告处理程序，加强对收支凭证的审核，监督经济活动。会计控制并非由会计部门独立完成，各部门应利用会计信息对价值运动进行局部控制。只有将各部门的间接控制与会计部门的直接控制结合起来，才能实现最佳的会计控制。医院应制定一套完整的财务管理制度，确保会计控制有效实施。

1. 预算控制

预算控制是指根据预算规定的收入与支出规模监督和检查经济活动，以保证医院经营目标的实现。预算控制强调对经济活动的预算约束，使预算管理贯穿于医院经济活动的全过程，实施全面预算管理，强化预算约束。医院预算控制主要从以下方面展开：

（1）制定完善的预算管理办法，明确各职能部门在预算管理中的职责权限，规范预算的编制、审批、下达、执行、调整等程序。

（2）建立预算编制质量和项目考核机制，严格预算考核。

（3）建立全面的预算绩效管理，明确绩效目标，加强绩效评价和绩效监督。

2. 单据控制

单据控制是指不同业务环节所取得的各种单据应当合法合规，做到信息齐全、数据规范。单据控制包括报销单据控制、外来其他单据控制、财产清查单据控制、重要空白凭证与预留银行印鉴控制。医院应加强单据控制，对于自制凭证的式样和编号，均按照相关规定进行统一连续编号；对于外来凭证，加强审核确保合法、真实。

3. 程序控制

程序控制是指经济业务执行的流程控制，它是医院内部控制的基础，是实现医院规范化管理的重要工具，是医院执行力形成的基础。医院在预算业务、收支业务、采购业务、资产管理、建设项目、合同管理、成本核算、绩效管理、科研业务、对外投资、债务业务等不同的经济业务领域，应针对每类业务的风险特征，找出控制点明确控制措施，制定详细的流程图，提出分事项、分额度、分级次设置不同的管控审批程序。加强程序控制要做到以下方面：

（1）医院所有经济业务都应纳入程序控制范围。

（2）程序的设计应该使管理得到优化，而非使流程繁复，降低效率。

（3）程序制定完成后，必须严格执行，不能出现"跳步"行为，使控制失效。

4. 审批控制

审批控制是指医院各部门及相关层次岗位的员工对事项进行分类、分级次，设计恰当的审批流程、审批权限。医院审批控制应遵循以下原则：

（1）明确审批权限，相关人员应在自己权限范围内审批，不能越权审批。

（2）实行联签制度，医院所有支出事项均应由分管领导、主要领导审批。

（3）坚持事前审批控制与事后审批控制相结合的原则。"三重一大"事项必须事前由院管会集体决策。

（4）担保、抵押等或有负债业务的必须由院管会集体决策。

（5）坚持先批后办、预算控制和重要财务支出事项重点审批的原则。

（三）信息系统

1. 医院内部控制流程信息化

内部控制流程信息化是指医院利用计算机和通信技术，对内部控制进行整合、规范、流程化后所形成的信息化管理系统。内部控制流程信息化可以提高医院现代化管理水平，使医院各内控流程能在完善的监管体制下有序、公开、高效地执行，还可以通过先进的信息化工具在业务部门、归口部门及管理层之间建立良好的沟通桥梁，以降低人为因素导致内部控制失效的可能性，形成良好的信息传递渠道。医院应当重视信息系统在内部控制中的作用，信息中心应根据内部控制要求，结合组织架构、业务范围、地域分布、技术能力等因素，制定信息系统建设整体规划，有序组织信息系统开发、运行与维护，优化管理流程，防范经营风险，全面提升医院现代化管理水平。

2. 医院信息系统的内部控制

因为医院业务比较复杂，医院信息系统相对繁多，所以做好医院信息系统的内部控制工作至关重要。医院信息系统是以辅助决策为主要目标，目的是提高医院管理和医疗工作的效率和水平。医院信息系统主要包括：①行政管理系统，包括人事管理系统，财务管理系统，后勤管理系统，药品管理系统，医疗设备管理系统，门诊、手术及住院预约系统，病人住院管理系统等。②医疗管理系统，包括门诊、急诊管理系统，病案管理系统，医疗统计系统，血库管理系统等。③决策支持系统，包括医疗质量评价系统、医疗质量控制系统等。④各种辅助系统，如医疗情报检索系统、医疗数据库系统等。

医院信息系统的内部控制需要全员参与、共同控制。医院工作人员根据不同的职责，在全院统一登录平台里拥有不同的系统登录权限，医院信息中心负责信息系统用户权限的新增或变更管理。为有效实施医院信息系统内部控制，医院应制定信息系统管理制度，帮助医院做好信息系统的内部控制工作。相应的管理制度应根据医院的发展需要做好及时的更改与调整。医院内部控制流程需新增或变更时，由内部控制负责部门填报需求表，通过信息系统报信息中心，信息中心结合各业务部门内部控制流程的现状进行调研分析，形成报告和方案，对于适合融入医院信息系统的流程，安排技术人员根据实施方案进行开发。

3. 内部控制信息化具体内容

（1）内部控制信息化的制度建设的内容包括以下方面：

第一，建立全过程监控。在医院管理系统中建立覆盖所有业务的信息化内部控制流程，通过对业务的工作效率、质量等进行全过程、全方位、多层次、多领域的动态控制与管理，使医院业务在保证工作质量的同时提高工作效率，从宏观上提升医院工作水平。

第二，建立协调运作机制。内部控制信息化的应用有赖于全员参与，必须从制度、措施等多方面入手，依靠所有业务部门共同参与、各尽其职、协同配合才能实现。

第三，建立量化管理和考核机制。在落实考核制度的基础上完善并强化责任追究制度，实行考核指标的量化管理。通过考核评估，增强各部门在风险管理工作中的责任感和紧迫感，提高工作的积极性和主动性，优化制度建设，提高工作效率和监管的有效性。

（2）开发管理系统并进行信息化控制。各类业务的内部控制流程要结合业务的特点设置审批步骤，由业务部门提交申请，相关部门加注审核意见，最终由主要领导审批。业务流程的系统审批使各个环节得到有效的管控，各部门工作职责更明确、管理更透明，有效地降低资金使用方面的风险。开发各类业务系统，包括预算管理与支出审批系统、成本核算系统、会计核算系统、物料系统、绩效管理系统等，逐步推进内部控制管理的思想与信息系统有机融合，使内部控制流程全部实现信息化管理，从规章制度层面上规范操作准则，并从信息系统上严格限制操作权限，使业务部门不可回避系统的自动控制。

（3）内部控制信息系统的持续监督。利用信息系统进行持续性的监督是实现有效、高效内部监督的重要方式。通过对关键控制点所对应的业务流程、管理权限、不相容职责分离和参数予以标准化，建立信息系统标准模板，并针对标准模板开发检查工具，定期运行检查工具，对比与标准模板的差异，逐步建立持续性监控的机制。

第三节　现代医院业务层面内部控制

一、医院预算管理

预算管理是指对一定时期内的经营活动、财务活动等作出的预算安排。预算作为一种全方位、全过程、全员参与编制与实施的管理模式，凭借其计划、协调、控制、激励、评价等综合管理功能，整合和优化配置资源，提升运行效率，成为促进战略目标实现的重要抓手。预算管理主要包括预算编制与审批、预算执行与反馈、预算调整、预算考核等业务流程。

（一）医院预算编制与审批

1. 医院预算编制与审批的控制目标

预算编制与审批是医院实施全面预算管理的起点。预算编制与审批过程中主要的控制目标包括：预算管理架构完整、高效，各环节职责权限分配清晰明确且协调一致，预算范围全面，预算编制结果合理。

2. 医院预算编制与审批环节的主要风险

医院预算编制与审批环节的主要风险包括以下方面：

（1）预算管理组织不健全，相关部门及人员职责不明晰，致使预算管理松散、随意，预算编制、执行、考核等各环节流于形式，预算管理作用不能发挥。

（2）预算编制范围和项目不全面、预算编制程序不规范、目标及指标体系设计不健全，导致各个预算目标准确性、合理性、可行性不足，影响医院发展规划实现。

（3）预算未经适当审批或超越授权审批，可能导致未能对预算方案进行有效评估，出现重大预算偏差，无法指导业务开展及目标实现。

3. 医院预算编制与审批的控制措施

医院在预算编制和审批过程中，应当建立以下的控制措施：

（1）医院应当建立预算工作管理架构，明确各相关部门在预算管理工作中的职责权限、授权批准程序和工作协调机制。

（2）医院可考虑设立预算管理委员会，全面负责本院预算管理工作，职责包括但不限于确定预算管理政策、审批预算草案、预算追加及调整方案、审定预算考核结果等。

（3）预算管理委员会下设预算管理工作机构，由其履行预算管理职责。预算管理工作机构一般设在财务部门，负责制定预案管理制度、汇总编制预算及决算草案、拟定预算调整方案、监督各部门预算执行情况等。

（4）各业务部门为预算执行部门，负责本部门预算草案编制及上报、预算方案执行、预算调整申请等。另外，医院还可根据自身组织结构特点，指定各类预算归口管理部门，分别负责管理相应业务预算的编制、执行监控、分析等工作。

（5）医院应当建立和完善预算编制环节各项工作制度，明确预算编制依据、编制基础、编制程序、编制方法、编制时间等内容，确保预算编制依据合理、基础完善、程序规范、方法科学、时间恰当。

（6）医院应当及时了解上级监管机构预算管理要求，深入分析上一期间预算执行情况，充分预计预算期内医院资源状况、生产能力、技术水平等自身环境变化，以医院战略规划和业务发展目标为依据编制预算。

（7）医院应当按照上下结合、分级编制、逐级汇总的程序，在规定时间内及时、准确地完成预算编制工作。

（8）预算编制范围应尽量涵盖医院运营的主要业务，如医疗收入、财政及科教收入、劳务支出、卫生材料支出、药品支出、设备及无形资产支出、基建项目支出、医疗风险基金等项目。

（9）各部门根据经营计划编制部门预算，报归口管理部门汇总审核后，报预算管理工作机构。

（10）预算管理工作机构应当对各部门预算草案进行汇总及平衡，汇总形成医院预算草案，与各部门沟通后，提交医院预算管理委员会审议。

（11）医院预算初稿经讨论、修改，并最终经预算管理委员会审议通过后，应按照上级管理机构要求进行上报，获批准后方可执行。

（二）医院预算执行与反馈

1. 医院预算执行与反馈的控制目标

医院预算执行与反馈的控制目标主要包括：上级机构批复的预算方案得到有效分解，并被严格执行；预算得到有效执行，执行偏差被及时发现并纠正。

2. 医院预算执行与反馈的主要风险

医院预算执行与反馈环节的主要风险包括以下方面：

（1）预算指标分解不够详细、具体，可能导致某些岗位和环节缺乏预算执行和控制依据。

（2）预算执行缺乏刚性，无法达到通过预算约束业务活动的目标。

（3）预算执行情况未得到有效监控，可能导致不能及时发现并处理预算执行异常情况。

3. 医院预算执行与反馈的控制措施

医院在建立与实施预算执行与反馈内部控制时，应当强化以下关键方面或者关键环节的控制：

（1）预算得到批复后，预算管理工作机构应负责将预算按照业务、部门等维度进行分解。分解指标应明确、具体，便于执行和考核。分解指标经预算管理委员会审核后下发执行。

（2）各部门应按照分解后的预算指标执行相关业务。超预算及追加预算须报相应管理层审批，确保预算刚性。

（3）财务部门作为预算管理工作机构，可通过建立预算执行情况预警机制，科学选择预警指标，合理确定预警范围，以实现对预算执行情况的动态监控。

（4）医院应建立预算执行分析机制，定期组织召开预算执行分析会议，通报预算执行情况，研究解决预算执行中存在的问题，并提出改进措施。

(三) 医院预算调整

1. 医院预算调整的控制目标

医院预算调整的控制目标包括：及时发现预算执行偏差并采取必要的调整措施，预算调整方案应客观、合理、可行，预算调整程序规范、严谨。

2. 医院预算调整环节的主要风险

医院预算调整环节的主要风险包括：预算调整依据不充分、方案不合理，可能导致预算调整随意、频繁，使预算失去严肃性；预算调整审批程序不严格，无法保证预算调整的准确性、合理性。

3. 医院预算调整的控制措施

医院在建立与实施预算调整内部控制时，应当强化对以下关键方面或者关键环节的控制：

(1) 医院应明确预算调整管理制度及流程，界定预算调整中相关部门及机构的职责与权限。

(2) 预算批复下达后应保持稳定，预算总额原则上不得随意调整。

(3) 若因外部环境、国家政策或不可抗力等客观因素导致必须调整预算总额的，预算管理工作机构应牵头组织相关部门拟定调整方案，并按照规定程序报批。

(4) 对于单项预算追加或预算外申请，如申请金额可在部门或全院预算范围内进行平衡调整而不影响预算总额，预算变动申请可根据金额及变动影响程度，报相应权限人或机构审批后执行。

(四) 医院预算考核

1. 医院预算考核的控制目标

医院预算考核的控制目标主要包括：建立合理、明确的预算考核和奖惩机制，预算考核程序及标准公开、透明，考核结果客观、公正。

2. 医院预算考核环节的主要风险

医院预算考核环节的主要风险包括：预算考核标准不明确、不合理，无法有效确保考核指标的合理性和有效性，影响预算考核效率及效果；预算考核不严格、不到位，可能导致预算目标难以实现、预算管理流于形式。

3. 医院预算考核的控制措施

医院在建立与实施预算考核内部控制时，应当强化对以下关键方面或者关键环节的控制：

（1）医院应当建立健全预算考核管理制度，设计预算考核指标体系，按照公开、公平、公正原则实施预算考核。

（2）预算管理委员会应合理分配预算考核执行、审批职责，确保预算执行与预算考核、预算考核与考核审批等不相容岗位相互分离。

（3）考核结果应按规定经过相关审批，并与相关人员妥善沟通。考核结果可考虑与绩效挂钩。

二、医院收入管理

医院收入是指医院开展业务活动依法获得的资金，主要包括医疗收入、财政补助收入、科教项目收入和其他收入。收入管理主要包括医疗业务价格管理、医疗收入结算、医疗退费、医疗收费票据管理、其他收入（含财政补助、科教项目等其他非医疗收入）管理等业务流程，医院应设计相应管控流程，切实有效地防控各类收入管理业务在不同环节中存在的风险。

（一）医疗业务价格管理

1. 医疗业务价格管理的控制目标

医疗业务价格管理的目标主要包括：医疗服务项目及收费价格符合国家规定及标准，信息系统中收费项目主文档信息维护准确无误，系统数据真实、可靠。

2. 医疗业务价格管理的主要风险

收费项目文档信息管理环节的主要风险包括以下方面：

（1）医疗收入不符合国家有关法律法规和政策规定，收费价格不符合国家规定范围与标准，违规收费可能导致医院受到行政处罚，遭受名誉或经济损失。

（2）信息系统中收费项目主文档信息新增、变更及停用未得到适当审批或复核，可能导致数据录入错误，影响收款结算。

3. 医疗业务价格管理的控制措施

医院在建立与实施收费项目文档信息管理内部控制时，应当强化对下列关键方面或者关键环节的控制：

（1）建立健全医疗业务价格管理制度，合理设置岗位，明确相关岗位职责权限，确保收费项目数据更新与复核、管理与执行等不相容岗位相互分离。

（2）收费项目管理部门应遵守国家有关法律法规和政策规定，严格执行国家规定的收费政策，并及时根据政策变动更新价格信息。

（3）物价管理岗根据国家价格政策变动维护收费项目信息，信息维护后应由独立人员审核信息变动的准确性，复核过程应留下书面痕迹。

（4）HIS系统中收费项目主文档信息维护权限的分配应与相关业务人员权责一致。

（5）医院应由独立的部门定期对系统中收费项目的信息准确性进行检查。

（二）医疗收入结算管理

1. 医疗收入结算管理的控制目标

医疗收入结算管理的控制目标主要包括以下方面：

（1）医疗收入记录经过有效复核、确认，收入记录准确、真实，收入管理规范、有效。

（2）医疗收入得到及时、准确的账务处理，财务数据真实、准确、完整。

（3）现金、POS收入缴存与记录经过核对与监督，现金、POS收入记录准确、完整。

（4）异常费用与欠费得到有效监督与处理，医疗收入管理规范，能有效规避违规收费、医疗欠费、医患纠纷。

2. 医疗收入结算管理环节的主要风险

医疗收入结算管理环节的主要风险包括以下方面：

（1）医疗收入未得到完整准确的记录；医疗收入未进行及时、准确的账务处理，影响财务数据的真实性、准确性和完整性；现金、POS收入未能准确、完整缴存，影响医院资金安全。

（2）未对异常费用与欠费进行监督和处理，可能造成错误计费或欠费情况未得到及时跟进和处理，导致出现医患纠纷或医疗收入无法收回。

3. 医疗收入结算管理的控制措施

医院在建立与实施医疗收入结算管理内部控制时，应当强化下列关键方面或者关键环节的控制：

（1）建立健全医疗收入结算管理制度，合理设置岗位，明确相关岗位职责权限，确保提供服务与收取费用、收入稽核与收入经办等不相容岗位相互分离。

（2）加强医疗收入结算起止时间管理，统一规定门诊收入、住院收入结算周期起止时间，及时准确地核算医疗收入。

（3）各项医疗收入由财务部门统一收取，统一管理。其他任何部门、科室和个人不得收取款项。

加强单证管理，明确收款需保留的单据和记录。

（5）各窗口收费员收取的现金与 POS 存根须按规定按时上交，收费管理人员须对现金实物与 POS 存根进行清点、复核，以保证其与 HIS 系统记录一致，清点与复核过程须留下书面痕迹。

（6）财务部门根据相关单据确认当期医疗收入，及时、准确地进行相关账务处理。

（7）医院应建立异常费用与欠费的监督、预警、处理机制，设置专人对在院病人住院费用进行定期监控，发现异常情况应通知相关科室及时跟进。各项监督与处理工作应形成书面记录并归档保存。

（三）医疗退费管理

1. 医疗退费管理的控制目标

医疗退费管理的控制目标主要包括：医疗退费申请合理、真实，医疗退费得到准确、完整的记录，相关财务信息准确、完整。

2. 医疗退费管理环节的主要风险

医疗退费管理环节的主要风险包括以下方面：

（1）退费申请未得到适当的审核，可能存在未满足退费条件或未经适当审批的退费被错误支付的风险，导致医院医疗收入遭受损失。

（2）医疗退费未被准确、完整地记录，影响财务信息的准确性与完整性。

3. 医疗退费管理的控制措施

医院在建立与实施医疗退费管理内部控制时，应当强化对下列关键方面或者关键环节的控制：

（1）建立健全医疗退费管理流程，合理设置岗位，明确相关岗位职责权限，确保退费申请、退费审批与退费办理等不相容岗位相互分离。

（2）各项医疗退费须提供交费凭据及相关证明，并由相应科室人员确认申退人满足申退条件后，方可办理退费手续。相关单据应由收费人员妥善归档保管。

（3）为提高费用管理效率，医院可考虑在 HIS 系统中设置退费流程，在流程中固化退费审核环节，并妥善分配系统权限。

（4）财务部门应及时根据退费资料进行账务处理，确保医疗退费被准确、完整地记录。

（四）医疗收费票据管理

1. 医疗收费票据管理的控制目标

医疗收费票据管理的控制目标主要包括：票据购买、领用、开具、作废、核销均得到完整记录，票据管理规范、有效，空白收费票据得到有效保管，能有效避免空白票据遗失或被盗用。

2. 医疗收费票据管理环节的主要风险

医疗收费票据管理环节的主要风险包括以下方面：

（1）医疗收费票据领用、开具、作废、核销等未得到完整记录，可能导致票据使用不规范，导致收费对账、审查等工作缺少依据，影响财务管理效果。

（2）空白收费票据未得到有效保管，可能出现空白票据遗失或被盗用等情况，导致医院无法全额收回医疗款项。

3. 医疗收费票据管理的控制措施

医院在建立与实施医疗收费票据管理内部控制时，应当强化对下列关键方面或者关键环节的控制：

（1）建立健全医疗收费票据管理制度，合理设置岗位，明确相关岗位职责权限，确保票据保管与票据使用、票据使用与票据核销等不相容岗位相互分离。票据的购买、领用、开具、作废、核销等均须进行及时、完整登记，登记记录须归档保存。票据管理人员须妥善保管空白票据，做好票据存放环境的防盗、防火、防潮等工作。

（2）医院应由独立人员定期对各类票据保管、使用情况进行检查。检查过程及结果应当妥善记录并归档。对于检查过程中发现的异常情况应跟进原因，对于违规操作应视情况对相关责任人进行考核或追责。

（五）其他医疗收入管理

1. 其他医疗收入管理的控制目标

医院涉及财政补助收入、科教项目收入及其他收入管理的控制目标包括：收入被及时、有效确认和记录，收入得到及时、准确的账务处理，相关财务数据真实、准确、完整。

2. 其他医疗收入管理环节的主要风险

财政补助收入、科教项目收入及其他收入管理环节的主要风险包括：收入未得到有效确认，收入未进行及时、准确的账务处理，影响财务数据的真实性、准确性与完整性。

3. 其他医疗收入管理的控制措施

医院在建立与实施财政补助收入、科教项目收入及其他收入管理的内部控制时，应当强化对下列关键方面或者关键环节的控制：

（1）建立健全财政补助收入、科教项目收入及其他收入管理制度，合理设置岗位，明确相关岗位职责权限，确保收入稽核与收入经办等不相容岗位相互分离。

（2）非医疗收入确认前，需提供政府文件或协议等证明材料。

（3）财务部门应及时根据合同、协议等资料进行确认收入的账务处理，确保收入被准确、完整地记录。

（4）应由独立人员跟进检查财政补助收入、科教项目收入及其他收入到账情况。

三、医院支出管理

医院支出是指在开展医疗服务及其他活动过程中发生的资产、资金耗费和损失，主要包括医疗支出、财政项目补助支出、科教项目支出和其他支出。支出管理主要包括经费支出管理、医疗成本管理。在支出管理过程中，医院应确保支出事项真实合理。特别是在教育、科研经费管理上，医院应设计相应管控流程，切实有效地防控各类支出管理业务在不同环节中存在的风险。

（一）经费支出管理

1. 经费支出管理的控制目标

经费支出管理的主要控制目标包括：费用支出原因真实、合理，支出范围及开支标准均符合相关规定，支出业务得到及时、准确的账务处理，财务数据真实、准确和完整。

2. 经费支出管理环节的主要风险

经费支出管理环节的主要风险包括：费用支出范围及开支标准不符合相关规定，可能导致支出业务违法违规，或因重大差错、舞弊、欺诈而导致损失。支出业务未进行及时、准确的账务处理，影响财务数据的真实性、准确性和完整性。

3. 经费支出管理的控制措施

医院在建立与实施经费支出管理内部控制时，应当强化对下列关键方面或者关键环节的控制：

（1）建立健全经费支出管理制度，合理设置岗位，明确相关岗位职责权限，确保支出申请和内部审批、付款审批和付款执行、业务经办和会计核算等不相容岗位相互分离。

（2）医院应建立授权审批体系，明确各项经费支出开支范围、执行标准、审批权限、相关表单等。

（3）经费支出应与预算挂钩，超预算支出事项须按照预算管理制度报批。

（4）经费支出前须由申请部门提交支出申请及合同、发票、入库单等支持性单据，按制度规定提交相应审批后方能交财务部门办理支付。审批人应当在授权范围内审批，不得越权审批。

（5）科教经费应当根据经批准的预算提出经费开支申请，按实列支，专款专用；按制度规定报销、支付费用；按预算开支标准和范围使用项目经费。

（6）申请科教经费支出时，项目负责人应对支出的合理性负责，并另由独立人员对费用支出真实性进行复核。对于科研教育经费支出，应由独立人员建立支出台账，监管科研经费使用情况。

（7）财务部门须全面审核与支出业务相关的各类单据，重点审核单据来源是否合法，内容是否真实、完整，使用是否准确、是否符合预算，审批手续是否齐全。

（8）医院应指定独立监督人员对各类费用的申请、审批、支付执行情况进行检查，检查结果与相关人员的绩效考核挂钩。

（二）医疗成本管理

1. 医疗成本管理的控制目标

医疗成本管理的控制目标包括：医疗成本被完整归集，相关账务处理及时、准确、完整，医疗成本构成及变动得到有效监控。

2. 医疗成本管理环节的主要风险

医疗成本管理环节的主要风险是成本归集不准确，账务处理不及时、不准确，影响财务数据的准确性和完整性；未对成本进行有效分析和监控，导致成本异常变化未能被及时发现。

3. 医疗成本管理的控制措施

医院在建立与实施医疗成本管理内部控制时，应当强化对下列关键方面或者关键环节的控制：

（1）建立健全医疗成本管理制度，合理设置岗位，明确相关岗位职责权限。

（2）业务发生前应得到适当审核，以确保相应成本支出的合理性与真实性。

（3）明确各类支出成本归集的方法、标准，确保支出信息能够及时准确汇总至财务部门。

（4）财务部门应对发生的成本进行及时、准确的账务处理，以保证财务数据的准确性和完整性。

（5）医院应明确成本管理岗位，对成本进行归集，并定期对成本变化进行分析。成本分析报告应及时递交院领导。

四、医院采购管理

医院采购是指医院购买物资（或者接受劳务）及支付款项等相关活动。采购管理主要包括供方管理、采购合同及订单管理、采购验收管理、采购付款管理等业务流程。其中，供方管理、合同及订单管理、采购付款申请应由采购部门牵头，验收工作应由独立于采购及使用的部门负责，财务部门主要负责相关账务处理。

与一般企业相比，医院的采购业务具有特殊性。一方面，医院对采购业务专业性和安全性要求高，医院采购物资大部分为医疗相关物资，对供方资质及产品质量关注度更高；另一方面，作为事业单位，医院的部分采购使用财政资金。使用财政资金的采购项目，必须遵守政府采购相关规定，根据采购金额及采购标的，采用适当的采购方式和相关程序。因此医院的采购管理应特别关注供方管理与验收管理两大环节。

（一）医院供方管理

1. 医院供方管理的控制目标

选择供方就是确定采购渠道，是医院采购业务流程中非常重要的环节。医院供方管理的控制目标包括以下方面：

（1）供方选择应公平、公正、高效。

（2）建立供应商信息库，并对供应商信息的新增和变更进行严格管控，确保供方信息真实、准确。

（3）供方资质监管机制科学、完善，能及时发现各类供方资质问题。

（4）建立规范、完善的供方定期评审机制，对供方产品与服务提供情况进行有效监控。

2. 医院供方管理环节的主要风险

医院供方管理环节的主要风险包括以下方面：

（1）供方选择不当，可能导致采购物资质次价高，甚至出现舞弊行为。

（2）供方选择过程中没有严格执行相关法规，可能导致采购业务违法违规。

（3）未建立供应商信息库，未对供应商信息新增和变更进行严格管控，可能造成供方信息管理混乱，甚至出现舞弊现象。

（4）缺乏有效的供方资质监管机制，可能造成未能及时发现供方资质过期的情况，导致医院从无资质供方采购医用材料或药品，影响医疗服务质量。

（5）未建立规范、完善的供方定期评审机制，未对供应商进行定期评估并根据评估结果采取相应措施，可能导致供应商问题未被及时反映并处理，为医疗安全及医院管理埋下隐患。

3. 医院供方管理的控制措施

医院在建立与实施供方管理内部控制时，应当强化对下列关键方面或者关键环节的控制：

（1）建立健全供方管理制度，规范供方管理流程，合理设置岗位，明确相关岗位职责权限，确保供方选择流程符合国家相关规定，不相容职责相互分离。

（2）医院应设置药品、耗材试剂、设备等专业委员会，各专业委员会应发挥其指导、管理作用，对药品、耗材、试剂、医疗设备准入需求合理性与必要性进行把控。

（3）供方选择须秉承公开、公平、公正原则，并严格遵守政府采购管理相关规定，按照采购物资的品类和金额选择适当的供方评选方式。采购方式包括询比价、公开招标、邀请招标、竞争性谈判、竞争性磋商等。

（4）供方选择结果须按规定提交相关领导审批，选择过程须形成书面记录并归档保存。

（5）医院须建立供方信息库，对供方主文档信息进行维护。

（6）供方主文档信息的新增、变更、停用等须按医院规定权限和程序获得适当审批，审批过程应留下书面痕迹并归档保存。

（7）供方主文档信息维护须经过独立人员复核方能生效，复核过程应留下书面痕迹。

（8）所有供方均须提供相关资质证明文件。供方资质证明文件须由采购部门归档保管。应设立专人定期检查供方资质，对供方资质到期情况进行监控，资质文件的归档与监控均须形成书面记录。

（9）采购管理部门应当综合各部门意见制定科学、合理的供应商评价标准，定期组织相关部门对供应商产品、资质、合同及订单履行情况、产品质量、售后服务、付款期限等进行评价，并根据评审结果拟定相应措施。

（10）医院应当明确临时性采购的供应商选择程序，防范临时性采购过程中出现的供方选择、质量控制等风险。对于多次向其进行临时采购的供应商，应当及时进行供应商评审。

（二）医院采购合同及订单管理

1. 医院采购合同及订单管理的控制目标

医院采购合同及订单管理的控制目标包括以下方面：

（1）采购预算和计划编制合理，采购活动按照医院业务计划有序开展。

（2）采购申请充分、合理，相关审批程序规范、完善，采购的货物或服务符合业务需要。

（3）采购业务须依法订立合同，合同经过适当审批，合同条款合理合法。

2. 医院采购合同及订单管理环节的主要风险

医院采购订单及合同管理环节的主要风险包括以下方面：

（1）采购预算和计划编制不合理，导致采购和医院业务活动相脱节，造成资金浪费或资产闲置等问题。

（2）采购申请不充分、不合理，相关审批程序不规范、不正确，可能导致采购的货物或服务不符合业务需要，造成资产损失、资源浪费或舞弊现象发生。

（3）采购订单或合同未经适当审批，影响合同条款的合理性与合法性，可能导致因重大差错、舞弊、欺诈等行为使医院利益受损。

3. 医院采购合同及订单管理的控制措施

医院在建立与实施采购合同及订单管理内部控制时，应当强化对下列关键方面或者关键环节的控制：

（1）建立健全采购管理制度，合理设置岗位，明确相关岗位职责权限，确保采购申请与采购审批、采购申请与采购执行、采购合同及订单的编制与审核等不相容岗位相互分离。

（2）采购部门须汇总各业务部门需求，合理编制采购计划和预算，并按规定提交相应权限人审批。

（3）采购活动须依据采购计划和预算有序开展，超预算和预算外采购项目须按制度规定审批通过后方能执行。

（4）采购申请须列明申请原因、采购要求、技术参数等关键信息，按规定获得预算归口管理部门、分管领导等相关部门及领导审批后方能交采购部门执行采购。

（5）采购部门负责依据制度规定筛选供方。

（6）紧急采购、突发采购须提交特殊审批程序，医院应当明确对紧急采购、突发性采购业务授权划分，在选择相关业务采购供应商时应当经过相关授权部门审批。

（7）采购合同须列明交付、验收及结算条件，明确供方质量责任及承诺，明确退换货及索赔条款及信息保密条款等。

（8）采购合同须按照医院合同规定进行审批与签订。

（9）采购部门负责对采购过程文档进行归档，并牵头负责政府采购质疑投诉答复工作。

（三）医院采购验收管理

1. 医院采购验收管理的控制目标

验收是指对采购物资和劳务进行检验接收，以确保其符合合同相关规定或产品质量要求。医院采购验收管理的控制目标主要包括以下方面：

（1）验收标准明确，验收程序规范，接收的物资质量合格、数量正确。

（2）采购物资得到及时入账，库存物资账实相符，财务信息真实完整。

（3）有质量问题或积压的物资得到及时退换处理，避免由于超质保期不能退换而损害医院利益。

2. 医院采购验收管理环节的主要风险

医院采购验收管理环节的主要风险包括以下方面：

（1）验收标准不明确，验收程序不规范，可能导致接收物资质量不合格、库存资产账实不符、出现舞弊等情况，导致医院遭受物资损失。

（2）采购物资未及时入账，导致库存物资账实不符，无法准确进行结算，并影响财务信息的真实完整性。

（3）有质量问题或积压的物资未得到及时退换处理，可能造成由于超过质保期而不能退换，导致医院遭受经济损失。

3. 医院采购验收管理的控制措施

医院在建立与实施采购验收管理内部控制时，应当强化对下列关键方面或者关键环节的控制：

（1）建立健全采购验收制度，合理设置岗位，明确相关岗位职责权限，确保采购执行与收货、收货与账务处理等不相容岗位相互分离。

（2）验收人员须根据采购合同中约定的验收相关条款以及所购货物或服务等的品种、规格、数量、质量和其他相关内容进行验收，验收须留下书面记录并由各验收人员签字确认。

（3）仓库/药库人员须按照国家规定，对相关医用材料及药品进行批次登记管理。

（4）验收合格的货物或服务须由仓库/药库人员及时办理入库，编制入库单并归档保存。

（5）入库单据每月应及时汇总至财务部门，由财务人员进行入账处理。对于货到票未到的情况，财务人员应进行专门统计和暂估。

（6）验收过程中如发现异常情况，须立即向采购部门报告，采购部门须查明原因、及时处理，并形成书面记录归档保存。

（四）医院采购付款管理

1. 医院采购付款管理的控制目标

医院采购付款是指医院在对采购预算、合同、相关单据凭证、审批程序等内容审核无误后，按照采购合同规定及时向供方办理支付款项的过程。医院采购付款管理的控制目标是付款审核严格、付款方式恰当、付款金额控制合理。

2. 医院采购付款管理环节的主要风险

医院采购付款管理环节的主要风险是付款审核不严格、付款方式不恰当、付款金额控制不严，可能导致医院遭受损失。

3. 医院采购付款管理的控制措施

医院在建立与实施采购付款管理内部控制时，应当强化对下列关键方面或者关键环节的控制：

（1）建立健全采购付款管理制度，合理设置岗位，明确相关岗位职责权限，确保采购付款申请与采购付款审批、采购付款执行与采购付款记账等不相容岗位相互分离。

（2）采购人员应根据付款相关制度规定填写付款申请，并随附发票、入库单、合同等必要单据，提交相应权限人及财务处审核，审核无误后按照合同规定及时办理付款。

（3）医院应指定独立人员定期对采购业务执行情况进行检查。检查结果应与相关人员绩效考核挂钩。

五、医院存货管理

存货日常管理包括存货接收、发出、日常监管、盘点及报废等。

（一）医院存货日常管理的控制目标

医院存货日常管理的控制目标包括：存货收发被准确、完整、及时记录，物资账实相符，物资存储安全，管理有序，存货物资的报废经过适当审批，医疗废弃物按照行政机构要求妥善处置。

（二）医院存货日常管理环节的主要风险

医院存货日常管理环节的主要风险包括以下方面：

第一，存货物资收发未被及时准确记录，导致账实不符。

第二，仓库/药库缺乏必要管理措施，可能导致物资丢失、变质或遭受意外灾害，给医院带来经济损失。

第三，药品及物资的报废及处理未经过适当审批，可能因不合理报废造成浪费，甚至出现舞弊行为。

第四，未对物资及药品的领用进行必要控制，或是审核不严格、手续不完备，可能导致物资出现过量或不当领用，造成耗占比及药占比增高。

第五，医疗废弃物未按照行政机构要求妥善处置，可能导致医院遭受行政处罚。

第六，缺少存货日常管理监督机制，导致非正常物资报废、盘亏等情况未能被及时发现。

（三）医院存货日常管理的控制措施

医院在建立与实施存货日常管理内部控制时，应当强化对下列关键方面或者关键环节的控制：

第一，建立健全存货日常管理制度，合理设置岗位，明确相关岗位职责权限，确保物资领用申请与领用审批、物资领用与实物保管、盘点监督与实物保管等不相容岗位相互分离。

第二，仓库/药库须合理设置进入权限，安装监控、消防等安全设备。

第三，应建立物资出入登记机制，并保留相关单据，确保物资收发均可追溯。

第四，由专人对药品及其他特殊物资的有效期、保存状况进行监控，并进行定期检查。

第五，物资领用均须经过适当审批，并进行妥善记录。

第六，财务部门根据物资领用记录及时进行相应账务处理。医疗废弃物须按国家相关规定委托具有资质的单位进行处理，并与其签订合同，明确相关权利与义务。

第七，建立盘点清查制度，确定盘点周期、盘点流程、盘点方法等内容，定期盘点与不定期抽查应结合开展。

第八，仓库人员须定期对库存进行盘点，由独立人员进行监盘。盘点须形成书面盘点记录，并由盘点人、监盘人签字确认。

第九，盘点差异须按规定提交审批，仓库/药库人员根据审批意见进行相应处理，处理结果须经过独立人员复核。

第十，物资报废须按医院规定获得相关部门及领导的审批后方能进行，审批须留下书面痕迹。

六、医院资产管理

固定资产及无形资产并称为资产。医院固定资产通常包括房屋建筑、医疗设备、通用设备（非医疗用大型设备）、办公物资（如家具、电子设备），无形资产主要指软件。医院应当根据各类资产特点，分析、归纳、设计合理的业务流程，查找管理薄弱环节，健全全面风险管控措施，保证资产安全、完整、高效运行。资产管理流程主要包括资产获得与验收、日常管理维护及处置等。

（一）医院资产获得与验收

1. 医院资产获得与验收的控制目标

医院固定资产及无形资产主要通过外购、自行建造、接受捐赠等途径获得。医院资产获得与验收的控制目标是医院通过合理、合法、公平、公开途径获得资产，资产质量符合医院医疗或管理相关需求，资产登记内容完整，资产账实相符。

2. 医院资产获得与验收的主要风险

医院资产获得与验收的主要风险如下：

（1）资产的获取未按照医院或国家相关规定履行必要的审批手续或法律程序，可能导致医院未能合法取得资产所有权及使用权或是未能有效防范舞弊事项发生。

（2）新增资产验收程序不规范，可能导致资产质量不符合要求，进而影响资产运行。

（3）资产登记内容不完整，可能导致资产流失、资产信息失真、账实不符。

3. 医院资产获得与验收的控制措施

医院在建立与实施资产管理内部控制时，应当强化对下列关键方面或者关键环节的控制：

（1）建立、完善资产管理制度，明确各类资产获取方式的管理要求，对于外购资产，医院应根据外购资产类型、金额、资金来源的不同设计相应购置流程。

（2）资产归口管理部门应负责对资产新增需求合理性进行评估，并根据资产价值报相应权限人审批后，方可执行相关业务。对于由政府统一招标采购的设备，应在制度中明确相关部门管理职责。医院应对供应商资质情况进行检查。外购资产应签订合同，明确合同标的、结算条件、售后服务等合同要素。对于具有权属证明的资产，取得时必须有合法的权属证书。

（3）对于自行建造的资产，医院需根据会计准则要求，在资产达到预定可使用状态时，启动验收转固流程。外单位捐赠资产应由专门部门负责与捐赠单位进行对接，讨论捐赠事项，签订捐赠协议，明确双方权利与义务。

（4）建立严格的资产验收制度。对于外购或接受捐赠的资产，医院应当根据合同、供应商发货单等对资产品种、规格、数量、质量、技术要求及其他内容进行验收，出具验收单，编制验收报告。如为医疗设备，临床科室应指派相应人员参与资产验收。对于自行建造的资产，应由建造部门、资产管理部门、使用部门共同填制验收单，验收合格后移交使用部门投入使用。未通过验收的不合格资产，不得接收，必须按照合同等有关规定办理退换货或采取其他弥补措施。

（5）验收过程应被妥善记录。验收凭证须及时传递至财务部门，确保入账入库的准确性和及时性。资产验收合格后，资产管理人员须及时办理入库，编制入库单，创建资产卡片，登记资产信息。资产入库单须及时交财务部门进行相关账务处理。

（二）医院资产的日常管理

1. 医院资产的日常管理的控制目标

资产日常管理主要包括资产登记造册、维护维修、资产清查等。医院资产日常管理的控制目标如下：

（1）资产信息被妥善记录，以便于资产统计、检查及后续管理。

（2）资产运行平稳，确保医疗及其他业务活动正常进行。

（3）资产折旧/摊销应真实、准确、完整地记录在恰当的会计期间。

（4）资产调拨获得合理审批，调拨信息得到及时更新，资产账实相符。

（5）资产被妥善保管，账实相符。盘点差异得到及时、适当的处理。

2. 医院资产的日常管理环节的主要风险

医院资产日常管理环节的主要风险如下：

（1）资产登记内容不完整，可能导致资产流失、资产信息失真、账实不符。

（2）资产操作不当、失修或未经适当维护，可能造成资产使用效率低下，影响医疗服务效率和效果，甚至发生事故。

（3）资产折旧/摊销未能真实、准确、完整地记录在恰当的会计期间，导致财务报表错报漏报。

（4）资产调拨缺少合理审批或未及时更新资产信息，可能出现资产不当流失，导致医院资产账实不符。

（5）未能及时发现资产丢失、毁损等情况，造成账实不符。未查清盘点差异原因、追究责任，未对差异进行及时、妥善处理，可能导致资产不当流失，造成账实不符。

3. 医院资产的日常管理的控制措施

医院资产的日常管理的控制措施主要包括以下方面：

（1）根据资产定义，结合自身实际情况，制定资产目录，列明资产编号、名称、种类、所在地点、使用部门、责任人、数量、账面价值、使用年限等内容，并按照单项资产建立资产卡片及资产标签。

（2）资产卡片应在资产编号上与资产目录保持对应关系，详细记录各项资产的来源、验收、使用地点、责任部门和责任人、运转、维修、折旧、盘点等相关内容。资产标签应张贴在明显位置，便于资产的有效识别。资产目录和卡片均应定期或不定期复核，保证信息真实和完整。

（3）建立严格的资产日常运行维护管理制度。资产使用部门及归口管理部门负责资产日常维护工作，资产维修保养计划须按规定获得相关部门及领导审批，归口管理部门按时对设备进行维修保养。

（4）使用部门须及时上报设备运转异常情况；资产归口管理部门须对医疗设备及重要的非医疗设备进行定期巡检，并保留相应巡检记录，巡检情况须得到独立部门的监督检查。

（5）医院须依据国家有关规定，结合医院实际，确定资产折旧/摊销政策，财务部门须将资产折旧/摊销真实、准确、完整地记录在恰当的会计期间。

（6）医院对于资产的内部调拨，须填制《资产内部调拨单》，明确资产调拨时间、调拨地点、编号、名称、规格、型号等，经有关负责人审批通过后，及时办理调拨手续。

（7）建立盘点清查制度，确定盘点周期、盘点流程、盘点方法等内容，定期盘点与不定期抽查应结合开展。

（8）资产归口管理部门应组织财务部门与资产的使用部门共同进行资产的盘点清查，明确资产使用情况，确保实物、资产卡片、财务账目信息一致。盘点清查工作每年至少进行一次。盘点清查前应编制清查方案。盘点清查结束后，盘点人员需要编制《盘点清查报告》，相关部门需就《清查报告》内容进行沟通，确保真实性、准确性。

（9）盘点清查过程中发现的问题（盘盈或盘亏），资产归口管理部门应分析原因、追究责任，并根据管理要求上报审批。报告审核通过后，财务部门应及时调整资产账面价值，确保账实相符。盘点差异处理的审批、复核须留下书面痕迹。

（三）医院资产处置

1. 医院资产处置的控制目标

医院资产处置的控制目标是以适当方式处置资产，最大限度保障医院利益；资产处置事项及时入账，保证账实相符；资产处置/报废经合理审批，报废处理恰当。

2. 医院资产处置的主要风险

医院资产处置的主要风险包括：①资产处置方式不合理，可能造成经济损失；②资产处置款项未能及时收回，或资产处置事项未能及时入账，造成账实不符；③资产处置/报废未经合理审批，可能导致报废处理不当，导致国有资产流失。

3. 医院资产处置的控制措施

医院资产处置的控制措施包括以下方面：

（1）医院应当根据上级主管部门相关要求，建立健全本院资产处置相关制度，明确资产处置范围、标准、程序和审批权限，保证资产处置的科学性。

（2）资产报废申请须根据医院规定获得相应审批后进行处理，报废申请与审批须留下书面记录并归档保存。

（3）资产处置须由独立于资产使用部门的其他部门或人员办理。资产处置完成后，相关单据应及时传递至财务部门，由财务部门进行相关账务处理，确保资产账实相符。

七、医院资金管理

资金管理主要包括现金管理、银行存款管理、票据管理、印鉴管理。

（一）医院现金管理

1. 医院现金管理的控制目标

医院现金管理的控制目标是医院确保现金收付及时，记录准确完整，记入正确期间，现金被妥善保管。

2. 医院现金管理的主要风险

医院现金管理的风险主要包括现金收付不及时、记录不准确、不完整或记入不当期间，影响财务信息的真实性、准确性和完整性，现金未妥善保管，影响了医院现金资产安全。

3. 医院现金管理的控制措施

医院在建立与实施现金管理内部控制时，应当建立以下的控制措施：

（1）医院涉及收付现金的各岗位按照资金管理制度，遵循相关业务流程，确保现金收付经过恰当审核审批，并保留相关书面记录。

（2）财务部门出纳人员负责对现金进行妥善保管。出纳人员不可同时负责账务处理及财务稽核工作。

（3）库存现金须定期进行盘点，独立人员监盘，盘点须留下书面记录并经盘点人、监盘人书面确认。

（二）医院银行存款管理

1. 医院银行存款管理的控制目标

医院银行存款管理的控制目标是银行账户相关业务需按照相关制度执行，银行收支款业务被及时、准确、完整地记录，银行存款记录与医院账面银行存款余额相符。

2. 医院银行存款管理的主要风险

医院银行存款管理的风险主要包括以下方面：

（1）银行账户的开立、撤销或变更未经过适当授权，可能影响医院银行存款的安全。

（2）银行收支款记录不准确、不完整或记入不当期间，影响财务信息的真实性、准确性和完整性。

（3）医院账面银行存款余额与开户银行账户上的银行存款记录不符，影响医院资金的安全及财务信息的准确性。

3. 医院银行存款管理的控制措施

医院在建立与实施银行存款管理内部控制时，应当建立以下的控制措施：

（1）银行账户开立、撤销和变更需由银行出纳填写并提交申请至财务处负责人及相应权限人审核，并报上级主管部门审批。

（2）银行收支款业务经过恰当审核审批，收支款记录准确、完整，并保留相关书面记录。

（3）财务处独立人员每月核对银行存款明细账和银行对账单，并书面记录核对结果。检查记录应归档保管。

（三）医院票据与印鉴管理

1. 医院票据与印鉴管理的控制目标

医院票据及印鉴管理的控制目标是医院财务处妥善保管票据及印章，票据领用、使用、作废经过适当审批和记录。

2. 医院票据与印鉴管理的主要风险

医院票据及印鉴管理的风险主要包括以下方面：

（1）票据未能得到有效保管，存在遗失、被盗风险，影响医院资金安全。

（2）印鉴保管不相容职责未能有效分离，可能导致资金被挪用、侵占、抽逃或遭受欺诈。

（3）支票购买、领用、作废未经适当登记，可能导致支票遗失或滥用未被及时发现，导致舞弊或其他损害医院经济利益的情况发生。

（4）未能定期对支票进行盘点，可能导致支票遗失或不当使用等情况未能被及时发现，影响医院资金安全。

3. 医院票据与印鉴管理的控制措施

医院票据及印鉴管理的控制措施主要包括以下方面：

（1）医院财务处出纳负责保存票据。出纳应建立票据台账，对票据购买、领用、作废等进行登记。对于废票应加盖废票章，并统一归档管理。

（2）医院财务处稽核岗负责审批票据领用申请。医院财务处保管印鉴时应注意财务章、私章不能由同一人保管。财务章和私章使用、借用需要书面记录并保存。

（3）医院应由独立人员定期对支票进行盘点，财务处稽核岗审核盘点结果，并保存书面审核审批记录。

八、医院建设项目管理

医院建设项目是指医院自行或者委托其他单位进行的建造、安装、修缮工程。医院建设项目具有资金占用量大、涉及环节多、项目周期长等特点。医院基建项目涉及财政拨付资金的使用，因此在建设项目管理中更要重视对资金使用情况的监控。医院建设项目管理主要包括立项、设计与预算、招标、建设与签证、竣工验收与决算等主要业务环节。

（一）医院建设项目立项

1. 医院建设项目立项的控制目标

医院建设项目立项的控制目标是建设项目符合医院发展规划，建设项目相关重要事项决策经过集体讨论。

2. 医院建设项目立项的主要风险

医院建设项目立项阶段的风险主要包括以下方面：

（1）项目开展前未进行充分、有效的可行性研究，可能导致决策不当，难以实现预期效益，甚至可能导致项目失败。

（2）项目评审流于形式，误导项目决策；权限配置不合理，或者决策程序不规范，导致决策失误，给医院带来巨大经济损失。

3. 医院建设项目立项的控制措施

医院在建立与实施建设项目立项内部控制时，应当强化对下列关键方面或者关键环节的控制：

（1）医院应在制度中明确对基建项目立项的管理要求，如立项工作牵头部门、决策组织以及项目建议书及可行性报告的编制、评审要求等。

（2）医院应根据当地政府及监管机构要求，编制项目建议书及可行性报告。可行性报告编制完成后，牵头部门应当组织有关部门或委托具有相应资质的专业机构进行评审。评审组人员应熟悉工程业务流程，并且不能是可行性报告编制人员。

（3）评审过程中，评审组应重点关注项目规模、选址、资金筹措、安全环保等方面情况，核实相关数据是否真实可靠，并按照医院规定权限及程序进行决策。决策过程应有书面记录，并建立追责机制。

（4）项目立项后，医院基建牵头部门应当在开工前依法取得相应证照。

（二）医院建设项目设计与预算

1. 医院建设项目设计与预算的控制目标

医院建设项目设计与预算的控制目标是按照审批下达的投资计划和预算对建设项目资金实行专款专用，严禁截留、挪用和超批复内容使用资金，批准的投资概算是工程投资最高限额，如有调整，应当按照有关规定上报并经批准。

2. 医院建设项目设计与预算的主要风险

医院建设项目设计与预算的主要风险是工程造价信息不对称，技术方案不落实，概预算脱离实际，可能导致项目投资成本失控。

3. 医院建设项目设计与预算的控制措施

医院在建立与实施建设项目设计与预算内部控制时，应当强化对下列关键方面或者关键环节的控制：

（1）医院在选择设计单位时应当引入竞争机制，按照国家及医院相关规定采用招标等方式选定有资质和经验的设计单位。

（2）医院应当向设计单位提供详细项目基础资料，并与其进行有效技术经济交流，避免因信息不完整造成设计失误、投资失控等问题。

（3）医院应当加强初步设计、施工图设计等环节管理，对方案进行严格把控，并根据国家要求上报相关部门审查、备案。对于医院与设计单位的沟通过程，建议保留会议纪要等记录。

（4）医院应当严格执行国家各项规定和标准，完整、准确地编制工程项目概预算，并组织工程、财务等部门相关专业人员、外部专家或外部专业机构对概预算进行审核。

（5）医院应当建立严格的设计变更管理制度。一般情况下应尽量避免设计变更。对确需变更的，应按照国家、医院相关规定、制度提交严格审批和审查后进行。设计单位过失造成设计变更的，应追究设计单位相应责任。

（三）医院建设项目招标

1. 医院建设项目招标的控制目标

医院建设项目招标是指建设单位在立项之后、项目发包之前，依照法定程序，以公开招标或邀请招标等方式鼓励潜在投标人依据招标文件参与竞争，通过评标择优选定中标人的经济活动。实行招投标是提高工程项目建设相关工作公开性、公平性、公正性和透明度的重要制度安排，是防范和遏制工程领域商业贿赂的有效举措。医院建设项目招标的控制目标是依据国家有关规定组织建设项目招标工作。

2. 医院建设项目招标的主要风险

医院建设项目招标的主要风险是招投标过程中如果存在串通、暗箱炒作或商业贿赂等舞弊行为，会导致招标工作违法违规。

3. 医院建设项目招标的控制措施

医院在建立与实施建设项目招标内部控制时，应当强化对下列关键方面或者关键环节的控制：

（1）医院应当建立健全建设项目招投标管理制度，明确建设项目招标范围、招标方式、招标程序、管理职责及招标各环节管理要求，遵循公开、公平、公正原则开展建设项目招投标工作。

（2）医院应当认真贯彻执行国家相关法律、法规、政策、制度，根据项目规模、资金来源等选择适当的供方准入流程。医院特别需要做好对投标人和供应商的廉政资质审查工作，防止不具备资质的单位参加招投标活动。

（3）医院纪委监察部门应当对建设项目招投标全过程进行充分监督，并提出监督意见。医院实施建设项目招投标过程中应当严格执行相关规定，评标结果须经过医院领导班子集体决策。

（四）医院建设项目建设与签证

1. 医院建设项目建设与签证的控制目标

医院建设项目建设与签证的控制目标包括使项目开工符合国家及监管机构要求，原料采购、承发包活动、安全质量风险评估、项目建设周期、现场安全质量管理、现场管理服务、建筑材料质量管理、工程监理、工程变更等事项得到有效管控，建设项目能够在保证质量的前提下按时完成。

2. 医院建设项目建设与签证的主要风险

医院建设项目建设与签证阶段的风险主要包括以下方面：

（1）在未办妥项目报建、报批和证照申领的情况下违法施工，导致发生安全责任事故、玩忽职守等违法、违规行为。

（2）工程物资质次价高，工程监理不到位，项目资金不落实，可能导致工程质量低劣，进度延迟或中断。

3. 医院建设项目建设与签证的控制措施

医院在建立与实施建设项目建设与签证内部控制时，应当强化对下列关键方面或者关键环节的控制：

（1）医院应当按照有关规定在项目施工前完成各类项目报建、报批和证照申领工作。医院应当委托有相应资质的监理机构对项目建设过程中各环节进行全程监理，确保工程进度与工程质量。

（2）医院应当定期与施工单位、监理单位等召开工程例会，对建设项目施工进度、施工质量、施工安全等问题进行讨论与协调，会议内容应形成会议纪要并得到妥善保管。

（3）建设项目中的重大设备和大宗材料采购应当采用招标方式。由承包单位采购工程物资的，医院应当采取必要措施，确保工程物资符合相关标准和要求。

（4）医院应当建立完善工程价款结算制度，明确工作流程和职责权限划分。医院应当设立工程项目专职财务人员，负责工程项目核算与财务管理工作。

（5）医院应当根据项目组成，结合时间进度编制资金使用计划，确保工程资金使用与进度协调一致。对于政府出资建设的项目，医院应当做好相关专项资金账户的管理工作，需账户资金划款时应当根据国家规定履行相关报批手续。

（6）医院应当严格控制工程变更，确需变更的，应当按照规定的权限和程序进行审批。如因人为原因引发工程变更，应当追究当事单位和人员的责任。

（五）医院建设项目竣工验收与决算

1. 医院建设项目竣工验收与决算的控制目标

医院建设项目竣工验收与决算的控制目标包括：①建设工程经过设计、施工、工程监理等参建单位的验收，确认工程与设计一致、质量合格；②按照规定组织竣工决算、竣工决算审计，办理竣工结算；③项目档案和资产及时完成移交工作。

2. 医院建设项目竣工验收与决算的主要风险

建设项目竣工验收与决算阶段的风险主要包括以下方面：

（1）竣工验收不规范，最终把关不严，可能导致工程交付使用后存在重大隐患。

（2）工程转固不及时，导致资产折旧计提不准确，从而影响财务报表相关科目。竣工决算报告编制不准确，虚报项目投资完成额、虚列建设成本或者隐匿结余资金，使竣工决算失真。工程项目档案缺乏统一、有序管理，可能导致项目档案遗失或毁损。

3. 医院建设项目竣工验收与决算的控制措施

医院在建立与实施建设项目竣工验收与决算阶段内部控制时，应当强化对下列关键方面或者关键环节的控制：

（1）医院应当建立健全竣工验收及决算的各项管理制度，明确竣工验收及决算条件、标准、程序和相关管理职责。医院应当在工程项目完成后，及时组织相关单位人员对建设项目进行决算审计和竣工验收。

（2）医院应当根据国家相关要求、规定履行验收程序，对已完工的建设项目进行承包单位初检、监理机构审核、正式竣工验收等。合同规定竣工验收前须进行试运行的，应当由医院、监理单位和承包单位共同参与试运行。试运行符合要求后，才能进行正式验收。

（3）正式验收时，医院应当与设计单位、施工单位、监理单位等组成验收组，对建设项目进行共同审验。重大项目验收，还需聘请相关专家组进行评审。

（4）达到预定可使用状态的建设项目，医院应及时对项目价值进行暂估，并转入固定资产核算。

（5）医院应当加强工程竣工决算审核，委托具有相应资质的机构实施审计，未经审计的建设项目不得办理竣工验收手续。

（6）医院应当按照国家有关档案管理规定，及时进行建设项目各环节文件资料的收集、整理、归档与保管工作。需报国家有关部门备案的档案、资料，应当及时办理备案。

九、医院业务外包管理

医院业务外包是指医院将日常经营中部分业务委托给本院以外的专业服务机构或经济组织（以下简称承包方）完成的经营行为，通常包括后勤服务、信息技术服务、咨询服务等。业务外包管理主要包括实施方案管理及承包方选择、业务外包合同审批与签订、外包业务执行与验收等业务流程。

（一）医院实施方案管理及承包方选择

1. 医院实施方案管理及承包方选择的控制目标

医院实施方案管理及承包方选择的控制目标是根据成本效益原则对业务外包实施方案进行审核，遵循公开、公平、公正原则选择外包业务承包方，防范商业贿赂等舞弊行为。

2. 医院实施方案管理及承包方选择的主要风险

医院实施方案管理及承包方选择的主要风险包括以下方面：

（1）未根据成本效益原则对业务外包实施方案进行审核，可能导致业务外包未能达到转移风险、降低成本的目的。

（2）未在业务外包承包方的选择过程中遵循公开、公平、公正的原则，可能出现接受商业贿赂等舞弊行为，导致医院经济利益受损。

（3）承包方缺乏应有专业资质，或其从业人员不具备应有专业技术资格或项目经验，导致承包方提供的服务无法满足医院需求。

3. 医院实施方案管理及承包方选择的控制措施

医院在建立与实施方案管理及承包方选择内部控制时，应当强化对下列关键方面或者关键环节的控制：

（1）医院应当制定实施方案管理及承包方选择相关管理制度，固化外包业务流程管理规定，明确相关部门职责界限。

（2）申请部门应对外包计划进行可行性分析，权衡自管及外包业务成本、风险、收益等因素，并报院领导，由其对外包方案进行讨论决策。外包方案的确定须留下书面记录并归档保存。

（3）外包业务承包方选择过程应公平、公正、公开，根据外包业务性质，通过询比价、谈判或招标方式选择供方。外包商选择结果需要经过相关部门恰当审批，并保留书面审批记录。

（二）医院业务外包合同审批与签订

1. 医院业务外包合同审批与签订的控制目标

医院业务外包合同审批与签订的控制目标是业务外包合同经过适当审批，防止因合同条款问题导致医院利益损失，业务外包合同签署授权恰当、有效。

2. 医院业务外包合同审批与签订的主要风险

医院业务外包合同审批与签订环节的主要风险是医院合同未经适当审批，未能发现合同中法律、价格等条款存在问题，导致出现重大差错、舞弊、欺诈等现象，使医院利益受损，医院合同签署授权或盖章不当，可能导致超越权限签订合同。

3. 医院业务外包合同审批与签订的控制措施

医院在建立与实施业务外包合同审批与签订内部控制时，应当强化对下列关键方面或者关键环节的控制：

（1）合同内容和范围方面，明确承包方提供的服务类型、数量、成本，明确界定承包方提供服务的环节、作业方式、作业时间、服务费用等细节。

（2）合同权利和义务方面，明确医院有权督促承包方改进服务流程和方法，承包方有责任按照合同协议规定的方式和频率，将外包实施进度和现状告知医院，并对存在的问题进行有效沟通。

（3）合同服务和质量标准方面，应当规定承包方最低服务水平要求以及如果未能满足标准应实施的补救措施。

（4）医院应按照合同审批的相关程序将业务外包合同提交相应审批部门及院领导审批，审批通过后的合同方能进入签署盖章流程。

（三）医院外包业务执行与验收

1. 医院外包业务执行与验收的控制目标

医院外包业务执行与验收的控制目标是验收方式合理，验收程序规范，加强外包业务结算管控，防范违约风险或经济损失。

2. 医院外包业务执行与验收环节的主要风险

医院外包业务执行与验收环节的主要风险是验收方式不合适或是验收程序不规范，可能导致医院不能及时发现业务外包质量低劣等情况，造成医院利益损失；外包业务结算审核不严格，可能出现错误付款、重复付款，给医院带来违约风险或经济损失。

3. 医院外包业务执行与验收的控制措施

医院在建立与实施外包业务执行与验收内部控制时，应当强化对下列关键方面或者关键环节的控制：

（1）医院应当制定外包业务执行与验收相关管理制度。医院应指定专门部门，对外包业务提供情况进行监控、验收，验收过程须规范、合理，验收须形成书面记录并经验收人员签字确认后归档保存。

（2）验收过程中发现异常情况的，应当立即报告，查明原因，视问题严重性与承包方协商采取恰当补救措施，并依法索赔。

（3）归口管理部门根据验收结果对业务外包是否达到预期目标作出总体评价，据此对业务外包管理制度和流程进行改进和优化。

（4）外包业务须严格按照合同条款进行结算，外包业务款项支付前须按医院规定提交相应审批，审批须留下书面痕迹并归档保存。

十、医院合同管理

合同是指医院与自然人、法人及其他组织等平等主体之间设立、变更、终止民事权利义务关系的协议。"合同管理作为医院业务层面内部控制的重要组成部分，具有业务流程长、涉及利益复杂等特点。"[①] 合同管理主要包括合同订立与评审、合同履行与跟踪、合同保管与纠纷处理等业务流程。

（一）医院合同订立与评审

1. 医院合同订立与评审的控制目标

医院合同订立与评审的控制目标是对所有应签订合同的交易或事项均签订合同，合同经过适当审批，合同条款合理、合法，医院合同签署授权恰当、有效。

2. 医院合同订立与评审环节的主要风险

医院合同订立与评审环节的主要风险包括以下方面：

---

①胡春飞，李文佳，王西雯．基于内部控制的医院经济合同管理优化探析——以 C 公立医院为例［J］．会计之友，2021（24）：85.

（1）外包方案的制订及承包方选择外包业务实施及验收未订立合同，合同对方主体资格未达要求或合同未经适当审批，影响合同条款的合理性与合法性，导致出现重大差错、舞弊、欺诈等现象，使医院利益受损。

（2）医院合同签署授权不当，可能导致超越权限签订合同，可能影响合同签署有效性，造成医院损失。

3. 医院合同订立与评审的控制措施

医院在建立与实施合同订立与评审内部控制时，应当强化对下列关键方面或者关键环节的控制：

（1）建立合同管理制度，明确合同订立及评审等业务流程的职责分工及管理要求。医院对外发生经济行为，应当订立书面合同。

（2）合同订立前，应当进行合同调查，了解合同对方主体资质、财务状况、信用状况等有关内容，实地了解和全面评估其技术水平、产品类别和质量等生产经营情况，确保对方具备履约能力。

（3）业务部门负责起草合同文本并发起合同审批程序。合同须上报国家有关主管部门审查或备案的，医院应当履行相应程序。

（4）合同经有权限的院领导审批后，交由医院办公室加盖公章。合同正本由合同档案管理部门归档保管并登记合同台账。

（二）医院合同履行与跟踪

1. 医院合同履行与跟踪的控制目标

医院合同履行与跟踪的控制目标是合同双方按合同履行相关义务，合同变更、解除经过适当审批，建立规范、有效的合同纠纷处理机制。

2. 医院合同履行与跟踪环节的主要风险

医院合同履行与跟踪环节的主要风险是合同未全面履行或监控不当，可能导致诉讼失败、经济利益受损；医院合同变更、解除未经适当审批，可能导致医院经济损失，损害医院信誉与形象。

3. 医院合同履行与跟踪的控制措施

医院在建立与实施合同履行与跟踪内部控制时，应当强化对下列关键方面或者关键环节的控制：

（1）医院应当严格履行合同，落实合同执行责任部门与责任人，对合同履行情况进行监控，强化对合同履行情况及效果的检查、分析和验收，确保合同全面有效履行。

（2）医院对于条款有误、显失公平或存在欺诈行为的合同，以及因国家政策调整、外部环境变化等客观因素已经或可能导致医院利益受损的合同，执行责任部门须按规定程序及时上报，并经双方协商一致，按照规定权限和程序办理合同变更或解除事宜。

（3）医院应当加强合同纠纷管理，在履行合同过程中发生纠纷的，执行责任部门应按规定程序及时上报，并依据国家相关法律法规，与对方协商一致后解决。

十一、其他特殊医院业务管理

医院是我国医疗服务提供主体，同时也担负着医疗研究职责。医院日常运营中，除上述医院管理与经济活动外，还会涉及如科研管理、医疗质量监控、医院教学管理等特殊业务。

（一）医疗质量管理

医疗质量管理是医院管理重中之重。随着医改不断深入，社会对医疗质量关注度与日俱增。同时，随着外资医院及私立医院数量不断增加，医院面临的竞争日趋激烈。医疗质量已直接影响到医院的可持续发展能力。因此，医院必须强化医疗质量监管，使医院医疗质量管理工作系统化、标准化、规范化，有效防范医疗质量风险。

1. 医疗质量管理的控制目标

医疗质量管理的控制目标包括：①对医院医疗服务体系进行有效监控，促进医疗服务质量不断提升；②及时有效地处理医患矛盾，防范医疗纠纷产生；③妥善处理突发事件，及时为社会提供医疗救助。

2. 医疗质量管理环节的主要风险

医疗质量管理环节的主要风险包括以下方面：

（1）未明确医疗服务质量相关管理职责及管理要求，可能影响医疗服务质量管理的规范性和有效性。

（2）未对医疗服务质量进行考核，无法促进医疗服务质量的不断提升。

（3）未能有效预防医疗事故发生或未能妥善处理医疗事故，可能导致医院遭受经济损失和声誉损失。

（4）未及时获取患者对服务质量的反馈，可能无法有效提高医疗服务水平，无法提升患者满意度。

（5）未建立有效的患者投诉机制，可能无法将医疗服务过程中出现的问题及时有效地传递到相关管理人员，从而无法及时解决医疗服务过程中的问题。

（6）未建立医患纠纷处理程序，无法保证医患纠纷得到妥善处理。

（7）未建立医疗突发事件救援机制，可能在突发情况下无法有效组织相关人员完成救援工作。

3. 医疗质量管理的控制措施

为加强医疗质量管理风险管控，医院应当强化对下列关键方面或者关键环节的控制：

（1）医院应明确医疗质量监管部门，并制定医疗质量管理相关制度，明确各类诊疗业务操作标准。

（2）医疗质量监管部门应定期对医疗服务、医疗质量、医院感染控制、医疗费用等情况进行检查，对数据进行统计分析，对各科室医疗服务及医疗质量情况进行监督考核。对于检查过程中发现的可改进之处，应监督相关科室限期整改。医疗服务及质量评价结果应纳入各科室月度考核体系内。

（3）医院应建立医疗事故预防及处置机制，发现医疗事故时应及时按规定上报，医院医疗事故处置责任部门应组织相关科室共同讨论医疗事故处置方案。按要求需要报监管部门的，应及时上报。

（4）医院应通过医德医风检查、患者满意度调查等方法，督促医疗工作者提高服务水平，进而提升患者满意度。建立有效的患者投诉机制，确保患者投诉能够被及时反馈并得到有效处理。

（5）建立应急预案，明确医疗救治领导小组成员职责，确保发生灾难或突发事件时，医院能及时有效地提供救助服务。

（二）医院科研项目管理

医院科研项目是指以患者或健康人为研究对象的，以服务卫生事业或直接服务于患者为目的的研究活动。根据科研经费来源不同，科研项目可分为国家各级政府成立基金支撑的纵向科研项目（课题）、来自企事业单位的横向科研合作开发项目（课题）和医院自筹科研项目（课题）。

1. 医院科研项目管理的控制目标

医院科研项目管理过程中的主要目标是：①科研项目先进、科学、可行；②科研经费使用合理，研究成本得到有效控制；③科研活动按时、有效开展和完成；④科研成果的产权归属清晰。

2. 医院科研项目管理环节的主要风险

医院科研项目管理环节的主要风险包括以下方面：

（1）医院科研项目立项、申报前未经过严谨的可行性分析，科研项目选题不适当，无法申请到研发基金或难以顺利结题。科研项目进度把握不当，导致无法按时结项。

（2）科研项目开展不符合伦理或法律要求。科研相关经费使用缺少适当的监督管理，研究成本未能得到有效控制，可能导致研究成本超出预算，甚至出现舞弊情况。

3. 医院科研项目管理的控制措施

为加强科研项目管理风险管控，医院应当强化对下列关键方面或者关键环节的控制：

（1）设立归口管理部门，对科研项目立项、预算、经费使用、进度、成果等进行归口管理。

（2）建立健全科研经费管理相关制度，明确科研项目管理中对立项、预算、经费的管理要求，确保相关岗位职责明确，不相容职责有效分离。

（3）科研项目归口管理部门负责总体把握科研方向，确保医院研究方向与发展规划一致。

（4）科研项目归口管理部门应组织项目申报人进行可行性分析，并指导项目申请人撰写申请基金标书。

（5）科研项目应依据规定详细编制预算，列明研究所需支出的内容、范围、使用标准等。

（6）需要委托外单位承担的合作类医院科研项目，应通过公开、公平的方式确定合作单位，并签订外包合同，明确成果的产权归属、科研进度和质量标准等相关内容。

（7）项目研发人员应与医院签订保密协议，明确保密义务。

（8）科研项目负责人负责对项目开展进行单据控制，费用支出、阶段汇报、预算调整申请、结项报告等均应形成书面记录并归档保管。

（9）科研活动应遵循法律及伦理要求，科研项目归口管理部门应定期对科研活动进行检查。

（10）科研项目归口管理部门负责督促科研项目负责人监控科研项目进展情况，如费用支出合理性、预算使用情况、项目进度等。

（11）独立监督部门负责不定期对科研项目的合同签订、经费使用、资产管理等情况进行检查，对于异常情况应及时查明原因并进行追责。

（12）若项目发生重大人员变动、预算调整、项目撤销等情况，项目负责人应及时向科研项目归口管理部门汇报，归口管理部门指导项目负责人按照规定程序报批。

（13）项目完成后，项目负责人应及时提出验收申请，科研项目归口管理部门组织相关专家对项目进行鉴定验收和结题工作。对于项目结余资金，应根据相关规定由单位统筹安排或按原渠道回收。

（14）科研归口管理部门应当对各类科研成果进行登记，妥善保管专利证书等证明材料，分类归档。

（15）对于科研成果的推广和应用，项目人员须事先上报科研归口管理部门并征得医院同意方可实施。

（三）医院教学管理

教育是教学医院的基本职能之一。教学是连接医疗工作和科研工作的纽带。如何管理好临床教学，确保临床教学质量，培养出高素质的学生，是医院教学管理工作的重点。

1. 医院教学管理的控制目标

医院教学管理过程中的主要的控制目标是妥善完成医学院教学任务，教学费用得到合理有效使用，教学质量得到保证并不断提升。

2. 医院教学管理环节的主要风险

医院教学管理环节的主要风险是未能按时完成教学任务，教学费用使用不合理、不合规，教学质量未得到有效监控。

3. 医院教学管理的控制措施

为加强医院教学管理风险管控，医院应当强化对下列关键方面或者关键环节的控制：

（1）明确教学管理责任岗位并建立相关管理制度，对教学计划安排、教学费用使用、教学工作评价考核等内容进行规定。

（2）教学工作计划管理岗接收到医学院下发的教学任务后，应登记备案，并根据教学任务编制教学安排。教学安排经过适当复核后交由教学实施部门实施。

（3）财务部门收到医学院拨付的教学经费后，应进行独立登记备案，并及时通知教学工作管理岗。

（4）教学工作管理部门定期对教学工作开展情况进行检查，对教师工作情况进行评估。对于检查过程中发现的问题，应督促相关人员及时整改，对于优秀教师可进行适当激励。

（5）对于教学工作中发生的专家督导费、技能操作与辅导费、监考费、教学论文修改费、会务费等，申请人员应填制申请单，并随附相关支持单据，报相应权限人审批，审批后交至财务处安排付款。

第七章　现代医院财务报告编制与财务分析

第一节　现代医院财务报告概述

　　财务报告是指反映医院一定时期的财务状况和业务开展成果的总括性书面文件，包括资产负债表、收入费用总表、业务收入支出明细表、财政补助收支情况表、基本建设收入支出表、现金流量表、净资产变动表、有关附表、会计报表附注以及财务情况说明书。

　　一般来说，将资产负债表、收入费用总表、现金流量表、财政补助收支情况表以及有关附表称为医院财务报表。医院财务报表附注是为了便于财务报表使用者理解财务报表的内容而对财务报表的编制基础、编制依据、编制原则和方法及主要项目等所作的解释。

一、医院财务报告的信息使用者

　　财务报告是医院根据日常会计核算资料，归集、加工、汇总形成的一个完整的报告系统，是会计工作的一项重要内容。医院日常的会计核算，虽然可以提供反映医院经济业务的财务收支情况，但是，反映在会计凭证和账簿上的资料是比较分散的，不便理解和利用，很难满足资金提供者、债权人和社会有关方面了解医院会计信息的需要，也难满足医院领导加强内部经济管理的需要。因此，在日常会计核算的基础上，根据会计信息使用者的需要，定期对日常会计资料按照统一的格式进行加工处理，形成财务报告，全面、综合、清晰地揭示或反映医院的财务状况、业务活动成果和财务收支情况是会计工作的重要内容。

　　编制财务报告是会计循环程序的最后一个步骤，它是根据会计账簿中所记录的各种核算资料加以汇总、整理和加工而完成的一套有机信息系统。财务报告主要是提供有助于作出各种经济决策的信息，如医院的经济资源和这些经济资源变动及其结果的信息，报告期内医院的资产、负债和净资产变动及其结果的信息，医院变现能力和偿债能力的信息，向医院资源提供者报告如何使用资源的信息等。根据医院财务报告所提供的信息，可以考核、分析、评价医院经济工作的质量，分析、研究、预测医院经济前提，以利于作出相应的决策。具体来说，医院信息使用者可分为医院管理者、资金提供者、国家有关部门三类。

医院的理（董）事会可以通过财务报告了解医院财务状况和报告期内的财务成果，总结医院经济管理的经验教训，剖析、评价医院经济情况，进一步找出薄弱环节，从而研究改善医院经济管理，确定发展方向和决策。

资金提供者可以从财务报告中取得自己所关心的医院有关经济资源和经济义务等方面的财务信息和医院资金的使用及其业务开展情况；投资者和债权人则可以用财务报告来判断医院在激烈竞争的市场环境中生存、适应、成长与拓展的能力和取得他们关心的医院偿债能力。

国家有关部门、社会有关方面，可以通过财务报告掌握医院经济活动和财务收支状况，检查医院预算执行情况，考核医院对财经纪律、法规、制度的遵守情况，分析不同类型、不同地区，各规模医院在经济运营中存在的问题，作为确定医院发展和预算收支的依据，以利于宏观调控。

二、医院会计报表的类别划分

（一）按编报时间划分

会计报表按编报时间划分，可以分为月报表、季报表和年报表。

1. 月报表

月报表常常要求简明，目的是提供一个即时的、定期的财务快照。月报表是为管理层提供快速反馈的重要工具，有助于公司管理层在短期内对业务进行有效的监控和管理。这些报表可以帮助他们了解公司的财务状况，包括现金流、盈利情况和负债状况。在这些报告中，一般会包含一些关键的财务指标，如本月的销售收入、成本、毛利、净利润等。此外，月报表还可以反映出某些突发事件对公司财务的影响，如重大投资、资产损失等。虽然月报表的信息不如年报表那样详细，但它的实时性能让公司有能力在问题发生初期就迅速作出反应。

2. 季报表

季报表介于月报表与年报表之间，它在内容上既不如年报表那样全面，也不像月报表那样即时。但它仍然是一个重要的财务工具，因为它提供了公司在过去一个季度的财务表现的快照。季报表通常包含了资产负债表、利润表和现金流量表等主要财务信息。同时，它也会反映出该季度的重要财务事件，如并购、重大投资等。这些信息对投资者和其他利益相关者来说是非常有价值的，因为它可以帮助他们更好地理解公司的财务状况和业务趋势。此外，季报表还可以为公司的管理层提供有用的信息，以便他们在季度末对业务策略进行调整。

3. 年报表

年报表是一种全面的财务报告，其目的是提供一个公司在过去一年内的财务表现的全面概览。年报表要求指标充分和信息完全完整。这意味着，不仅包含了所有的财务数据，还包括了公司的财务政策、战略、风险和机会等信息。这对于投资者、债权人和其他外部利益相关者来说尤其重要，因为他们需要这些信息来作出投资决策。年报表通常包含的信息有：资产负债表，利润表，现金流量表，所有者权益变动表，以及重大会计政策和注释等。这些信息不仅揭示了公司的财务状况，还能让读者了解公司的经营模式、业务策略，以及未来的业务展望。

（二）按照其反映的内容划分

会计报表按照其反映的内容划分，可以分为动态会计报表和静态会计报表。

1. 动态会计报表

动态会计报表是一种针对企业财务状况的综合性分析工具，通过对财务数据的动态跟踪和比较，展示了企业在一段时间内的财务表现和变化趋势。与传统的静态会计报表相比，动态会计报表更加注重企业的财务运营情况和潜在风险，能够为企业管理层和投资者提供更全面、准确的财务信息，帮助其作出更明智的决策。

首先，动态会计报表强调时间序列的比较和分析。传统的会计报表主要关注特定时间点的财务状况，而动态会计报表则通过对连续期间的财务数据进行比较和分析，展示了企业财务状况的演变和趋势。这种比较和趋势分析可以帮助企业发现潜在的财务问题和风险，并采取相应的措施进行调整和改进。同时，对投资者来说，他们可以更好地了解企业的财务稳定性和可持续性，从而作出更明智的投资决策。

其次，动态会计报表强调关键业绩指标的监测和分析。除了传统的财务指标如利润和资产负债表，动态会计报表还包括一系列关键业绩指标，如销售增长率、市场份额、客户满意度等。这些指标能够更准确地反映企业的经营状况和竞争力，帮助企业管理层评估业务战略的有效性，并及时调整和优化经营决策。同时，投资者也可以通过这些指标了解企业的成长潜力和价值，更全面地评估其投资回报。

再次，动态会计报表还注重信息的可视化和可解释性。通过图表、趋势线和比较分析等可视化手段，动态会计报表能够更直观地展示财务数据的变化和趋势。这种可视化形式不仅使报表更易于理解和解读，而且能够帮助企业管理层和投资者更好地发现和理解财务数据中的关联性和影响因素。同时，动态会计报表还提供了丰富的解释和解读信息，帮助用户更好地理解财务数据的含义和背后的业务逻辑。

最后，动态会计报表具有灵活性和及时性。随着企业环境的变化和业务策略的调整，财务数据也会发生相应的变化。动态会计报表能够灵活地跟踪和记录这些变化，并及时反映在报表中，为企业管理层和投资者提供最新的财务信息。这种及时性可以帮助企业及早发现和应对潜在的风险和挑战，避免损失和错误决策的发生。

2. 静态会计报表

静态会计报表是指在特定时间点或特定会计期间内编制的财务报表。它主要包括资产负债表、利润表和现金流量表等核心财务报表，用于反映企业在特定时间段内的财务状况、经营成果和现金流量情况。静态会计报表的特点如下：

（1）固定时间点的快照。静态会计报表是在特定的日期或会计期间结束时编制的，它记录了该时点的企业财务状况和业绩情况。因此，它提供了对企业在特定时期内的财务状态的快照，但并不提供关于财务变化的动态信息。

（2）反映过去业绩。静态会计报表主要关注企业过去一段时间的财务状况和业绩，如年度报表或季度报表。它们提供了对企业在特定会计期间内收入、支出、利润、资产和负债等方面的总结和分析。

（3）对比和分析。尽管静态会计报表没有直接反映财务变化趋势，但它们仍然可以用于比较和分析企业在不同时间点或与行业平均水平之间的财务差异。通过对不同期间的报表进行比较，可以了解企业财务状况的变化，发现潜在的问题或趋势。

（4）法定要求和外部沟通。静态会计报表是根据财务会计准则和相关法规编制的，其主要目的是向外部利益相关者，如股东、债权人、投资者、政府机构等，提供关于企业财务状况和经营绩效的信息。它们是企业与外界沟通的重要工具。

尽管静态会计报表提供了企业财务状况的重要信息，但它们有一些局限性。首先，静态会计报表无法提供对企业财务变化的实时和全面了解的信息。其次，静态会计报表主要侧重于历史数据，对于预测和预测企业未来的财务表现有限。此外，静态会计报表也无法提供关于企业价值和潜在风险的综合评估。

为了更好地理解企业的财务状况和未来走势，一些企业和投资者开始关注动态会计报表和其他辅助财务指标的使用。动态会计报表结合了时间序列比较、关键业绩指标和可视化等元素，提供了更全面、准确和有针对性的财务信息分析，有助于更好地理解企业的财务状况和未来发展趋势。

（三）按照报送对象划分

会计报表按照报送对象划分，可以划分为对外报送的会计报表和内部使用的会计报表。

1. 对外报送的会计报表

对外报送的会计报表通常包括以下种类：

（1）资产负债表。资产负债表反映了企业在特定日期的资产、负债和所有者权益的情况。它将企业的资产（如现金、应收账款、固定资产等）和负债（如应付账款、长期负债等）进行了分类和总结，并计算了净资产（即所有者权益）。

（2）损益表。损益表也称为利润表或收入表，展示了企业在一定期间内的收入、成本和利润情况。它包括营业收入、营业成本、营业费用、非营业收入和支出等项目，最终计算出净利润。

（3）现金流量表。现金流量表反映了企业在一定期间内的现金流入和流出情况。它分为经营活动、投资活动和筹资活动三个部分，展示了企业通过日常经营、投资和筹资活动产生的现金流量净额。

（4）所有者权益变动表。所有者权益变动表记录了企业在一定期间内所有者权益的变动情况。它包括股东投资、留存收益、利润分配等项目，最终计算出期末所有者权益的余额。

除了上述报表外，根据不同的法规和行业要求，企业还可能需要提供其他类型的报表，如附注、财务指标分析报告等。这些报表通常由会计师事务所或企业内部的财务人员编制，并在规定的时间内向外部利益相关者（如股东、投资者、监管机构等）报送，以提供关于企业财务状况和经营绩效的信息。这些报表对于利益相关者进行投资决策、评估企业的偿债能力和盈利能力等方面具有重要意义。

2. 内部使用的会计报表

内部使用的会计报表通常用于企业内部管理和决策的需要，主要包括以下种类：

（1）预算报表。预算报表是企业根据预算编制的报表，用于比较实际财务绩效和预算计划之间的差异。它可以帮助管理层评估企业在特定期间内的绩效，并进行预算控制和调整。

（2）经营绩效报表。经营绩效报表提供了更详细和深入的财务信息，帮助管理层评估企业的经营状况和绩效。这些报表可以包括销售报表、成本报表、利润中心报表、投资报表等，根据企业的具体需求而定。

（3）内部成本报表。内部成本报表用于追踪和管理企业的内部成本，包括直接成本和间接成本。这些报表可以提供有关不同成本项目的详细信息，帮助管理层进行成本控制和决策。

（4）经营分析报表。经营分析报表用于分析和评估企业的经营情况和趋势。它可以包括销售分析报表、利润率报表、资产利用率报表等，帮助管理层发现问题和机会，并采取相应的管理措施。

（5）决策支持报表。决策支持报表为管理层提供决策所需的关键信息。这些报表可以包括财务指标报表、投资评估报表、风险分析报表等，帮助管理层作出基于数据和分析的决策。

这些内部使用的会计报表根据企业的需求和管理层的决策目标进行定制和编制，以支持企业内部的管理和决策过程。它们通常比对外报送的会计报表更详细和具体，为管理层提供更全面的财务信息和分析工具。

三、医院会计报表的编制要求

医院应当按月度、季度、年度向主管部门（或举办单位）和财政部门报送财务报告。会计报表的编制和报送是一项严肃的工作，应在规定时间内按照会计制度的规定，为了实现编制会计报表的目的，编报会计报表时必须达到以下要求：

（一）全面完整

会计报表应当全面反映医院的财务状况和业务成果，反映医院业务活动的全貌。会计报表只有全面反映企业的财务情况，提供完整的会计信息资料，才能满足各方面对财务信息资料的需要。为了保证会计报表的全面完整，使报表阅读者不致产生误解或偏见，医院在编制会计报表时，应该按照规定的格式和内容进行填列，凡是国家要求提供的会计报表，必须按照国家规定的要求编报，不得漏编漏报。某些重要的会计事项，应当在会计报表附注中加以说明。医院向外报送的会计报表种类、项目基本上能够反映医院的一般财务状况和业务成果。医院不能任意取舍，必须按照要求填报齐全。医院某些重要资料，如果报表的规定项目内容不能包括，那么可以利用附表、附注以及其他形式加以说明。

（二）真实可靠

会计报表作为会计信息系统的重要组成部分，承载着对内部管理和决策的需要。为了满足不同使用者的信息需求，会计报表需要提供翔实可靠的财务信息，以便使用者能够准确评估医院的财务状况和业务活动，并作出正确的决策。

第一，会计报表要求数据的真实性和可靠性。这意味着报表中所呈现的财务信息必须真实反映医院的实际业务活动和财务状况。会计人员应当按照会计准则和规定的原则进行核算和记录，确保报表中的数据准确无误。例如，在记录收入时，应按照实际发生的交易和合同规定来确认收入，而非人为地调整或操纵数据。

第二，会计报表应当具有客观性和基于事实的特点。这意味着报表中的数据应当基于客观的事实和凭据，而不是主观估计或猜测。会计人员需要依据可靠的证据和文件来记录和核算财务交易，确保报表中的数据具有可验证性和可信度。例如，在计量固定资产的价值时，应当基于实际购买成本或公允价值，而非主观地估计价值。

第三，会计报表需要遵循会计政策和规定。会计政策是制定和运用会计原则和规则的指导方针，以确保报表具有一致性和可比性。在编制报表时，会计人员应当按照所适用的会计政策进行核算和披露。任何变更会计政策的情况都应当在报表中进行合理的解释和说明，以便使用者理解和比较不同期间的财务信息。

第四，会计报表还应当具有完整性和全面性。这意味着报表应当包括所有重要的财务信息，没有遗漏或隐瞒重要事实。会计人员需要确保所有的交易和事件都被正确记录和披露，无论其对财务状况和业务活动的影响大小。使用者依据报表来作出决策时，需要全面了解医院的财务状况和经营绩效。

第五，会计报表还应当遵守相关的法律法规和会计准则。不同国家和地区可能有不同的会计准则和规定，医院应当根据所适用的准则和规定来编制报表。这有助于确保报表的合法性和规范性，并提供一致性和可比性的信息。

总之，会计报表作为会计信息系统的产物，承载着重要的管理和决策功能。为了满足使用者的信息需求，报表应当真实可靠，客观基于事实，遵循会计政策和规定，具有完整性和全面性，并遵守法律法规和会计准则。这样，使用者才能准确评估医院的财务状况和业务活动，并作出正确的决策，促进医院的健康发展。

（三）相关可比

相关可比是指会计报表提供的财务信息必须与使用者的决策需要相关联并具有可比性。如果会计报表提供的信息资料能够使使用者了解过去、现在或对未来事项的影响及其变化趋势，并为使用者提供有关的可比信息，则可认为会计报表提供的财务信息相关可比。编制会计报表时，在会计计量和填报方法上，应保持前后会计期间的一致，不得随意变动。为了保证各期会计报表的可比性，要贯彻医院会计制度中的一致性原则，即一经采用某种会计方法，便不能轻易改变。另外，要注意各种会计报表之间，各项目之间，凡有对应关系的数字应该相互衔接一致，本期报表与上期报表之间的有关数字应相互衔接。各个会计年度的会计报表中各项目的内容和核算方法如有变动，应在报表说明中予以说明。

（四）编报及时

信息的特征具有时效性。会计报表只有及时编制和报送，才能有利于会计报表的使用者使用。否则，即使最真实可靠完整的会计报表，由于编制、报送不及时，对于报表的使用者来说，也是没有任何价值的。为了达到这些要求，医院在编制会计报表前，必须做好以下工作：

第一，将本期所有经济业务全部登记入账，不能为了赶编报表而提前结账。

第二，核对账簿记录，使账证相符、账账相符，发现不符应查明原因，加以更正。

第三，按制度规定进行财产清查，包括各项货币资金、固定资产、无形资产、药品、材料、在产品、产成品、在建工程等各项财产物资，各项应收应付结算款项等，使账实相符，对盘盈、盘亏、毁损损失及坏账损失等待处理流动资产和固定资产情况应查明原因，按规定处理入账，年终应尽量处理完毕。

第四，清理、核对债权债务、年度预算收支数字和各项缴拨款项、上交下拨款项数字。年终前，财政部门、上级单位和所属各单位之间全年预算数以及应上交、拨补的款项等，都要按照规定逐笔进行清理结算。保证上下级之间的年度预算数、领拨经费数和上交、下拨数一致。

第二节　资产负债表和收入费用表的编制

一、医院资产负债表的编制

（一）资产负债表的编制内容

医院资产负债表是反映医院在某一特定日期财务状况的报表，其基本结构是以"资产=负债+净资产"这一会计平衡公式为理论基础的，等式的左方是医院的资产，表示经济资源的投向或者说是资金的用途，即表现为医院在业务活动过程中持有的各项经济资源。等式的右方是医院的负债及净资产，列示了医院对债权人承担的偿债责任和偿债以后的净资产，表示医院的资金来源渠道。左右呈对称关系，整张报表反映的是医院持有的各项经济资源及其产权归属的对照关系，不论医院资金运动处于何种状态，这种平衡的对照关系始终存在。

医院资产负债表采取前后期对比的方式编制，其中期初余额即前期数，期末余额即本期数。在具体编制时，如果上期的项目分类和内容与本期不一致的，应当将上期数按本期项目和内容，调整有关数字。这种形式编制的报表，通过期初数和期末数的对比，可以看出各项目在报告期内的增减变动情况。这种资产负债表格式也称为账户式比较资产负债表。

(二) 资产负债表的编制填列

1. 年初余额的填列

资产负债表"年初余额"栏内各项数字，应当根据上年年末资产负债表"期末余额"栏内数字填列。如果本年度资产负债表规定的各个项目的名称和内容同上年度不相一致，应对上年年末资产负债表各项目的名称和数字按照本年度的规定进行调整，填入本表"年初余额"栏内。

2. 期末余额的填列

资产负债表"期末余额"栏内各项目的内容和填列方法如下：

（1）"货币资金"项目，反映医院期末库存现金、银行存款、零余额账户用款额度以及其他货币资金的合计数。本项目应当根据"库存现金""银行存款""零余额账户用款额度""其他货币资金"科目的期末余额合计填列。

（2）"短期投资"项目，反映医院期末持有的短期投资的成本金额。本项目应当根据"短期投资"科目的期末余额填列。

（3）"财政应返还额度"项目，反映医院期末财政应返还额度的金额。本项目应当根据"财政应返还额度"科目的期末余额填列。

（4）"应收在院病人医疗款"项目，反映医院期末应收在院病人医疗款的金额。本项目应当根据"应收在院病人医疗款"科目的期末余额填列。

（5）"应收医疗款"项目，反映医院期末应收医疗款的账面余额。本项目应当根据"应收医疗款"科目的期末余额填列。

（6）"其他应收款"项目，反映医院期末其他应收款的账面余额。本项目应当根据"其他应收款"科目的期末余额填列。

（7）"坏账准备"项目，反映医院期末对应收医疗款和其他应收款提取的坏账准备。本项目应当根据"坏账准备"科目的期末贷方余额填列；如果"坏账准备"科目期末为借方余额，则以"−"号填列。

（8）"预付账款"项目，反映医院预付给商品或者服务供应单位等的款项。本项目应当根据"预付账款"科目的期末余额填列。

（9）"存货"项目，反映医院在日常业务活动中持有已备出售给病人用于治疗，或者为了治疗出售仍处在加工（包括自制和委托外单位加工）过程中的，或者将在提供医疗服务或日常管理中耗用的药品、卫生材料、低值易耗品和其他材料。本项目应当根据"库存物资""在加工物资"科目的期末余额合计填列。

（10）"待摊费用"项目，反映医院已经支出，但应当由本期和以后各期分别负担的分摊期在1年以内（含1年）的各项费用。本项目应当根据"待摊费用"科目的期末余额填列。

（11）"一年内到期的长期债权投资"项目，反映医院将在1年内（含1年）到期的长期债权投资。本项目应当根据"长期投资—债权投资"明细科目的期末余额中将在1年内（含1年）到期的长期债权投资余额分析填列。

（12）"流动资产合计"项目，按照"货币资金""短期投资""财政应返还额度""应收在院病人医疗款""应收医疗款""其他应收款""预付账款""存货""待摊费用""一年内到期的长期债权投资"项目金额的合计数减去"坏账准备"项目金额后的金额填列。

（13）"长期投资"项目，反映医院持有时间准备超过1年（不含1年）的各种股权性质的投资，以及在1年内（含1年）不能变现或不准备随时变现的债权性质的投资。本项目应当根据"长期投资"科目期末余额减去其中将于1年内（含1年）到期的长期债权投资余额后的金额填列。

（14）"固定资产"项目，反映医院各项固定资产的净值（账面价值）。本项目应当根据"固定资产"科目期末余额减去"累计折旧"科目期末余额后的金额填列。本项目下，"固定资产原价"项目，反映医院各项固定资产的原价，根据"固定资产"科目期末余额填列；"累计折旧"项目，反映医院各项固定资产的累计折旧，根据"累计折旧"科目期末余额填列。

（15）"在建工程"项目，反映医院尚未完工交付使用的在建工程发生的实际成本。本项目应当根据"在建工程"科目的期末余额填列。

（16）"固定资产清理"项目，反映医院因出售、报废、毁损等原因转入清理但尚未清理完毕的固定资产的账面价值，以及固定资产清理过程中所发生的清理费用和清理收入等各项金额的差额。本项目应当根据"固定资产清理"科目的期末借方余额填列；如果"固定资产清理"科目期末为贷方余额，则以"－"号填列。

（17）"无形资产"项目，反映医院持有的各项无形资产的账面价值。本项目应当根据"无形资产"科目期末余额减去"累计摊销"科目期末余额后的金额填列。本项目下，"无形资产原价"项目，反映医院持有的各项无形资产的账面余额，根据"无形资产"科目期末余额填列；"累计摊销"项目，反映医院各项无形资产已计提的累计摊销，根据"累计摊销"科目期末余额填列。

（18）"长期待摊费用"项目，反映医院已经支出但应由本期和以后各期负担的分摊期限在1年以上（不含1年）的各项费用。本项目应当根据"长期待摊费用"科目的期末余额填列。

（19）"待处理财产损溢"项目，反映医院期末尚未处理的各种财产的净损失或净溢余。本项目应当根据"待处理财产损溢"科目的期末借方余额填列；如果"待处理财产损溢"科目期末为贷方余额，则以"－"号填列。在编制年度资产负债表时，本项目金额一般应为"0"。

（20）"非流动资产合计"项目，按照"长期投资""固定资产""在建工程""固定资产清理""无形资产""长期待摊费用""待处理财产损溢"项目金额的合计数填列。

（21）"资产总计"项目，按照"流动资产合计""非流动资产合计"项目金额的合计数填列。

（22）"短期借款"项目，反映医院向银行或其他金融机构等借入的、尚未偿还的期限在1年以下（含1年）的各种借款。本项目应当根据"短期借款"科目的期末余额填列。

（23）"应缴款项"项目，反映医院按规定应缴入国库或应上缴行政主管部门的款项。本项目应当根据"应缴款项"科目的期末余额填列。

（24）"应付票据"项目，反映医院期末应付票据的金额。本项目应当根据"应付票据"科目的期末余额填列。

（25）"应付账款"科目，反映医院期末应付未付账款的金额。本项目应当根据"应付账款"科目的期末余额填列。

（26）"预收医疗款"项目，反映医院向住院病人、门诊病人等预收的医疗款项。本项目应当根据"预收医疗款"科目的期末余额填列。

（27）"应付职工薪酬"项目，反映医院按有关规定应付未付给职工的各种薪酬。本项目应当根据"应付职工薪酬"科目的期末余额填列。

（28）"应付福利费"项目，反映医院按有关规定提取、尚未支付的职工福利费金额。本项目应当根据"应付福利费"科目的期末余额填列。

（29）"应付社会保障费"项目，反映医院按有关规定应付未付给社会保障机构的各种社会保障费。本项目应当根据"应付社会保障费"科目的期末余额填列。

（30）"应交税费"项目，反映医院应交未交的各种税费。本项目应当根据"应交税费"科目的期末余额填列。

（31）"其他应付款"项目，反映医院期末其他应付款金额。本项目应当根据"其他应付款"科目的期末余额填列。

（32）"预提费用"项目，反映医院预先提取的已经发生但尚未实际支付的各项费用。本项目应当根据"预提费用"科目的期末余额填列。

（33）"一年内到期的长期负债"项目，反映医院承担的将于1年内（含1年）偿还的长期负债。本项目应当根据"长期借款""长期应付款"科目的期末余额中将在1年内（含1年）到期的金额分析填列。

（34）"流动负债合计"项目，按照"短期借款""应缴款项""应付票据""应付账款""预收医疗款""应付职工薪酬""应付福利费""应付社会保障费""应交税费""其他应付款""预提费用""一年内到期的长期负债"项目金额的合计数填列。

（35）"长期借款"项目，反映医院向银行或其他金融机构借入的期限在1年以上（不含1年）的各种借款本息。本项目应当根据"长期借款"科目的期末余额减去其中将于1年内（含1年）到期的长期借款余额后的金额填列。

（36）"长期应付款"项目，反映医院发生的偿还期限在1年以上（不含1年）的各种应付款项。本项目应当根据"长期应付款"科目的期末余额减去其中将于1年内（含1年）到期的长期应付款余额后的金额填列。

（37）"非流动负债合计"项目，按照"长期借款""长期应付款"项目金额的合计数填列。

（38）"负债合计"项目，按照"流动负债合计""非流动负债合计"项目金额的合计数填列。

（39）"事业基金"项目，反映医院拥有的非限定用途的净资产，主要包括滚存的结余资金和科教项目结余解除限定后转入的金额等。本项目应当根据"事业基金"科目的期末余额填列。

（40）"专用基金"项目，反映医院按规定设置、提取的具有专门用途的净资产。本项目应当根据"专用基金"科目的期末余额填列。

（41）"待冲基金"项目，反映医院使用财政补助、科教项目收入购建固定资产、无形资产或购买药品等物资所形成的，留待计提资产折旧、摊销或领用发出库存物资时予以冲减的基金。本项目应当根据"待冲基金"科目的期末余额填列。

（42）"财政补助结转（余）"项目，反映医院历年滚存的财政补助结转和结余资金，包括基本支出结转、项目支出结转和项目支出结余。本项目应当根据"财政补助结转（余）"科目的期末余额填列。

（43）"科教项目结转（余）"项目，反映医院尚未结项的非财政资助科研、教学项目累计所取得收入减去累计发生支出后的，留待下期按原用途继续使用的结转资金，以及医院已经结项但尚未解除限定的非财政科研、教学项目结余资金。本项目应当根据"科教项目结转（余）"科目的期末余额填列。

（44）"本期结余"项目，反映医院自年初至报告期末止除财政项目补助收支、科教项目收支以外的各项收入减去各项费用后的累计结余。本项目应当根据"本期结余"科目的期末贷方余额填列；"本期结余"科目期末为借方余额时，以"-"号填列。在编制年度资产负债表时，本项目金额应为"0"。

(45)"未弥补亏损"项目，反映医院累计未弥补的亏损。本项目应当根据"结余分配"科目的期末借方余额，以"-"号填列。

(46)"净资产合计"项目，按照"事业基金""专用基金""待冲基金""财政补助结转（余）""科教项目结转（余）""本期结余""未弥补亏损"项目金额的合计数填列。

(47)"负债和净资产总计"项目，按照"负债合计""净资产合计"项目金额的合计数填列。

二、医院收入费用表的编制

（一）医院收入费用表的编制内容

收入费用表是反映医院在一定期间的收支结余及其分配情况的报表。收入费用表的项目，应当按照收支的项目构成和结余分配情况分项列式。从根本上说，它是医院的业务经营成果报表。

第一，医院收入费用表采取分步格式，它反映了如下收支等式关系：

医疗收入+财政基本补助收入-医疗业务成本-管理费用=医疗结余

医疗结余+其他收入-其他支出=本期结余

本期结余-财政基本补助结转=可供分配的结余

可供分配的结余（"+"号）+年初未弥补亏损（"-"号）-提取的职工福利基金=可转入事业基金结余

可供分配的结余（"-"号）+年初未弥补亏损（"-"号）+事业基金弥补亏损=年末未弥补亏损

第二，最后两项分别显示了财政项目补助结余和科教补助结余：

财政项目补助结余=财政项目补助收入-财政项目补助支出

科教项目结余=科教项目收入-科教项目支出

（二）医院收入费用表的编制填列

1. 上年数的填列

收入费用总表反映医院在某一会计期间内全部收入、费用及结余的实际情况。本表

"本月数"栏反映各收入、费用及结余项目的本月实际发生数。在编制年度收入费用总表时，应当将本栏改为"上年数"栏，反映各收入、费用及结余项目上一年度的实际发生数。如果本年度收入费用总表规定的各个项目的名称和内容同上年度不一致，应对上年度收入费用总表各项目的名称和数字按照本年度的规定进行调整，填入年度本表中的"上年数"栏。

2. 本年累计数的填列

收入费用表"本年累计数"栏反映各项目自年初起至报告期末止的累计实际发生数。本表各项目的内容和填列方法：

（1）"医疗收入"项目，反映医院本期开展医疗服务活动取得的收入，包括门诊收入和住院收入。本项目应当根据"医疗收入"科目的贷方发生额减去借方发生额后的金额填列。

（2）"财政基本补助收入"项目，反映医院本期按部门预算隶属关系从同级财政部门取得的基本支出补助。本项目应当根据"财政补助收入－基本支出"明细科目的发生额填列。

（3）"医疗业务成本"项目，反映医院本期开展医疗活动及其辅助活动发生的各项费用。本项目应当根据"医疗业务成本"科目的发生额填列。

（4）"管理费用"项目，反映医院本期行政及后勤管理部门为组织、管理医疗、科研、教学业务活动所发生的各项费用，包括医院行政及后勤管理部门发生的人员经费、公用经费、资产折旧（摊销）费等费用，以及医院统一负担的离退休人员经费、坏账损失、银行借款利息支出、银行手续费支出、汇兑损益、聘请中介机构费、印花税、房产税、车船使用税等。本项目应当根据"管理费用"科目的借方发生额减去贷方发生额后的金额填列。

（5）"医疗结余"项目，反映医院本期医疗收入加上财政基本补助收入，再减去医疗业务成本、管理费用后的结余数额。本项目应根据本表中"医疗收入"项目金额加上"财政基本补助收入"项目金额，再减去"医疗业务成本"项目金额、"管理费用"项目金额后的金额填列；如为负数，以"－"号填列。

（6）"其他收入"项目，反映医院本期除医疗收入、财政补助收入、科教项目收入以外的其他收入总额。本项目应当根据"其他收入"科目的贷方发生额减去借方发生额后的金额填列。

（7）"其他支出"项目，反映医院本期发生的，无法归属到医疗业务成本、财政项目补助支出、科教项目支出、管理费用中的支出总额。本项目应当根据"其他支出"科目的发生额填列。

（8）"本期结余"项目，反映医院本期医疗结余加上其他收入，再减去其他支出后的结余数额。本项目可以根据本表"医疗结余"项目金额加上"其他收入"项目金额，再减去"其他支出"项目金额后的金额填列；如为负数，以"-"号填列。

（9）"财政基本补助结转""结转入结余分配""年初未弥补亏损""事业基金弥补亏损""提取职工福利基金""转入事业基金""年末未弥补亏损"七个项目，只有在编制年度收入费用总表时才填列。在编制年度收入费用总表时，该七个项目的内容及"本年累计数"栏的填列方法如下：

"财政基本补助结转"项目，反映医院本年财政基本补助收入减去财政基本补助支出后，留待下年继续使用的结转资金数额。本项目可以根据"财政补助收入—基本支出"明细科目本年发生额减去"医疗业务成本""管理费用"科目下"财政基本补助支出"备查簿中登记的本年发生额合计后的金额填列。

"结转入结余分配"项目，反映医院当年本期结余减去财政基本补助结转金额后，结转入结余分配的金额。本项目可以根据本表"本期结余"项目金额减去"财政基本补助结转"项目金额后的金额填列；如为负数，以"-"号填列。

"年初未弥补亏损"项目，反映医院截至本年初累计未弥补的亏损。本项目应当根据"结余分配"科目的本年初借方余额，以"-"号填列。

"事业基金弥补亏损"项目，反映医院本年以事业基金弥补亏损的数额。本项目应当根据"结余分配事业基金弥补亏损"明细科目的本年贷方发生额填列。

"提取职工福利基金"项目，反映医院本年提取职工福利基金的数额。本项目应当根据"结余分配提取职工福利基金"明细科目的本年借方发生额填列。

"转入事业基金"项目，反映医院本年转入事业基金的未分配结余数额。本项目应当根据"结余分配—转入事业基金"明细科目的本年借方发生额填列。

"年末未弥补亏损"项目，反映医院截至本年年末止累计未弥补的亏损。本项目可以根据"结余分配"科目的本年年末借方余额，以"-"号填列。

（10）"本期财政项目补助结转（余）"项目，反映医院本期取得的财政项目补助收入减去本期发生的财政项目补助支出后的数额。本项目应当根据"财政补助收入—项目支出"明细科目本期发生额减去"财政项目补助支出"科目的本期发生额后的金额填列。本项目下：

"财政项目补助收入"项目，反映医院本期取得的财政项目补助收入。本项目应当根据"财政补助收入—项目支出"科目的本期发生额填列。

"财政项目补助支出"项目，反映医院本期发生的财政项目补助支出。本项目应当根据"财政项目补助支出"科目的本期发生额填列。

（11）"本期科教项目结转（余）"项目，反映医院本期取得的非财政科教项目收入减去本期发生的非财政科教项目支出后的数额。本项目应当根据"科教项目收入"科目本期发生额减去"科教项目支出"科目本期发生额后的金额填列。本项目下：

"科教项目收入"项目，反映医院本期取得的非财政科教项目收入。本项目应当根据"科教项目收入"科目的本期发生额填列。"科教项目支出"项目，反映医院本期发生的非财政科教项目支出。本项目应当根据"科教项目支出"科目的本期发生额填列。

（三）医疗收入费用明细表的编制

医疗收入费用明细表反映医院在某一会计期间内医疗收入、医疗成本及其所属明细项目的实际情况。它属于医院收入费用总表的附注性报表。便于信息使用者进一步了解医院主要业务——医疗业务的具体情况。

医疗收入费用明细表"本月数"栏反映医疗收入、医疗成本及其所属明细项目的本月实际发生数；在编制年度医疗收入费用明细表时，应当将本栏改为"上年数"栏，反映医疗收入、医疗成本及其所属明细项目上一年度的实际发生数。如果本年度医疗收入费用明细表规定的各个项目的名称和内容同上年度不一致，应对上年度医疗收入费用明细表各项目的名称和数字按照本年度的规定进行调整，填入年度本表中的"上年数"栏。本表"本年累计数"栏反映各项目自年初起至报告期末止的累计实际发生数。医疗收入费用明细表各项目的填列方法如下：

第一，"医疗收入"项目及其所属"门诊收入""住院收入"项目，应当根据"医疗收入"科目及其所属"门诊收入""住院收入"明细科目的本期贷方发生额减去借方发生额后的金额填列。

"门诊收入"项目所属各明细项目的填列金额应按以下公式计算确定：

本期"门诊收入"项目下某具体收入项目（如"挂号收入"）的填列金额="医疗收入—门诊收入"一级明细科目本期贷方发生额减去借方发生额后的金额×该一级明细科目所属该具体收入类二级明细科目本期发生额占该一级明细科目所属全部收入类二级明细科目本期发生额总额的比例

本期"住院收入"项目下某具体收入项目（如"床位收入"）的填列金额="医疗收入—住院收入"一级明细科目本期贷方发生额减去借方发生额后的金额×该一级明细科目所属该具体收入类二级明细科目本期发生额占该一级明细科目所属全部收入类二级明细科目本期发生额总额的比例。

第二，"医疗成本"项目，应当根据"医疗业务成本"科目和"管理费用"科目本期发生额合计填列。本项目下：

"按性质分类"下各明细项目，应当根据"医疗业务成本"和"管理费用"科目各所属对应一级明细科目本期发生额合计填列。

"按功能分类"下各明细项目，应当根据"医疗业务成本"科目及其所属明细科目、"管理费用"科目的本期发生额分析填列。其中："临床服务成本"指医院临床服务类科室发生的直接成本合计数；"医疗技术成本"指医院医疗技术类科室发生的直接成本合计数；"医疗辅助成本"指医院医疗辅助类科室发生的直接成本合计数。

第三节　现金流量表和财政补助收支情况表的编制

一、医院现金流量表的编制

（一）医院现金流量表的编制内容

医院现金流量表反映医院在某一会计年度内现金流入和流出的信息。本表所指的现金，是指医院的库存现金以及可以随时用于支付的存款，其中库存现金、可以随时用于支付的银行存款、零余额账户用款额度和其他现金流量表应当按照业务活动产生的现金流量、投资活动产生的现金流量和筹资活动产生的现金流量分别反映。本表所指的现金流量，是指现金的流入和流出。医院应当采用直接法编制业务活动产生的现金流量。

（二）医院现金流量表的编制填列

1. 业务活动产生的现金流量

（1）"开展医疗服务活动收到的现金"项目，反映医院开展医疗活动取得的现金净额。本项目可以根据"库存现金""银行存款""应收在院病人医疗款""应收医疗款""预收医疗款""医疗收入"等科目的记录分析填列。

（2）"财政基本支出补助收到的现金"项目，反映医院接受财政基本支出补助取得的现金。本项目可以根据"零余额账户用款额度""财政补助收入"等科目及其所属明细科目的记录分析填列。

（3）"财政非资本性项目补助收到的现金"项目，反映医院接受财政除用于购建固定资产、无形资产以外的项目补助取得的现金。本项目可以根据"银行存款""零余额账户用款额度""财政补助收入"等科目及其所属明细科目的记录分析填列。

（4）"从事科教项目活动收到的除财政补助以外的现金"项目，反映医院从事科研、教学项目活动取得的除财政补助以外的现金。本项目可以根据"库存现金""银行存款""科教项目收入"等科目的记录分析填列。

（5）"收到的其他与业务活动有关的现金"项目，反映医院收到的除以上项目之外的与业务活动有关的现金。本项目可以根据"库存现金""银行存款""其他应收款""其他收入"等科目的记录分析填列。

（6）"发生人员经费支付的现金"项目，反映医院为开展各项业务活动发生人员经费支付的现金。本项目可以根据"库存现金""银行存款""医疗业务成本""管理费用""应付职工薪酬""应付福利费""应付社会保障费"等科目的记录分析填列。

（7）"购买药品支付的现金"项目，反映医院购买药品而支付的现金。本项目可以根据"库存现金""银行存款""应付账款""应付票据""预付账款""医疗业务成本""库存物资"等科目的记录分析填列。

（8）"购买卫生材料支付的现金"项目，反映医院购买卫生材料支付的现金。本项目可以根据"库存现金""银行存款""应付账款""应付票据""预付账款""医疗业务成本""库存物资"等科目的记录分析填列。

（9）"使用财政非资本性项目补助支付的现金"项目，反映医院使用除用于购建固定资产、无形资产外的财政项目补助资金发生支出所支付的现金。本项目可以根据"银行存款""零余额账户用款额度""财政项目补助支出"等科目的记录分析填列。

（10）"使用科教项目收入支付的现金"项目，反映医院使用非财政科研、教学项目收入支付的现金；不包括使用非财政科教项目收入购建固定资产、无形资产所支付的现金。使用非财政科教项目收入购建固定资产、无形资产所支付的现金，在"购建固定资产、无形资产支付的现金"项目反映。本项目可以根据"库存现金""银行存款""科教项目支出"等科目的记录分析填列。

（11）"支付的其他与业务活动有关的现金"项目，反映医院除上述项目之外支付的与业务活动有关的现金。本项目可以根据"库存现金""银行存款""其他应付款""管理费用""其他支出"等科目的记录分析填列。

（12）"业务活动产生的现金流量净额"项目，按照"业务活动产生的现金流量"项目下"现金流入小计"项目金额减去"现金流出小计"项目金额后的金额填列；如为负数，以"-"号填列。

2. 投资活动产生的现金流量

（1）"收回投资所收到的现金"项目，反映医院出售、转让或者到期收回长期投资而收到的现金；不包括长期投资收回的利润、利息，以及收回的非现金资产。本项目可以根据"库存现金""银行存款""长期投资"等科目的记录分析填列。

（2）"取得投资收益所收到的现金"项目，反映医院因对外投资而从被投资单位分回利润收到的现金以及取得的现金利息。本项目可以根据"库存现金""银行存款""其他应收款""其他收入—投资收益"等科目的记录分析填列。

（3）"处置固定资产、无形资产收回的现金净额"项目，反映医院处置固定资产和无形资产所取得的现金，减去为处置这些资产而支付的有关费用之后的净额。由于自然灾害所造成的固定资产等长期资产损失而收到的保险赔款收入，也在本项目反映。本项目可以根据"库存现金""银行存款""固定资产清理"等科目的记录分析填列。

（4）"收到的其他与投资活动有关的现金"项目，反映医院除上述项目之外收到的与投资活动有关的现金。其他现金流入如果金额较大的，应当单列项目反映。本项目可以根据"库存现金""银行存款"等有关科目的记录分析填列。

（5）"购建固定资产、无形资产支付的现金"项目，反映医院购买和建造固定资产，取得无形资产所支付的现金；不包括为购建固定资产而发生的借款利息资本化的部分、融资租入固定资产支付的租赁费。借款利息和融资租入固定资产支付的租赁费，在筹资活动产生的现金流量中反映。本项目可以根据"库存现金""银行存款""固定资产""无形资产""在建工程"等科目的记录分析填列。

（6）"对外投资支付的现金"项目，反映医院进行对外投资所支付的现金，包括取得长期股权投资和长期债权投资所支付的现金，以及支付的佣金、手续费等附加费用。本项目可以根据"库存现金""银行存款""长期投资"等科目的记录分析填列。

（7）"上缴处置固定资产、无形资产收回现金净额支付的现金"项目，反映医院将处置固定资产、无形资产所收回的现金净额予以上缴所支付的现金。本项目可以根据"库存现金""银行存款""应缴款项"等科目的记录分析填列。

（8）"支付的其他与投资活动有关的现金"项目，反映医院除上述项目之外支付的与投资活动有关的现金。如果其他现金流出金额较大的，应当单列项目反映。本项目可以根据"库存现金""银行存款"等有关科目的记录分析填列。

（9）"投资活动产生的现金流量净额"项目，按照"投资活动产生的现金流量"项下"现金流入小计"项目金额减去"现金流出小计"项目金额后的金额填列；如为负数，以"–"号填列。

3. 筹资活动产生的现金流量

（1）"取得财政资本性项目补助收到的现金"项目，反映医院接受用于购建固定资产、无形资产的财政项目补助取得的现金。本项目可以根据"银行存款""零余额账户用款额度""财政补助收入"等科目及其所属明细科目的记录分析填列。

（2）"借款收到的现金"项目，反映医院举借各种短期、长期借款所收到的现金。本项目可以根据"库存现金""银行存款""短期借款""长期借款"等科目的记录分析填列。

（3）"收到的其他与筹资活动有关的现金"项目，反映医院除上述项目之外收到的与筹资活动有关的现金。如果其他现金流入金额较大的，应当单列项目反映。本项目可以根据"库存现金""银行存款"等有关科目的记录分析填列。

（4）"偿还借款支付的现金"项目，反映医院偿还债务本金所支付的现金。本项目可以根据"库存现金""银行存款""短期借款""长期借款"等科目的记录分析填列。

（5）"偿付利息支付的现金"项目，反映医院实际支付的借款利息等。本项目可以根据"库存现金""银行存款""长期借款""管理费用""预提费用"等科目的记录分析填列。

（6）"支付的其他与筹资活动有关的现金"项目，反映医院除上述项目之外支付的与筹资活动有关的现金，如融资租入固定资产所支付的租赁费。本项目可以根据"库存现金""银行存款""长期应付款"等有关科目的记录分析填列。

（7）"筹资活动产生的现金流量净额"项目，按照"筹资活动产生的现金流量"项下"现金流入小计"项目金额减去"现金流出小计"项目金额后的金额填列；如为负数，以"-"号填列。

（8）"汇率变动对现金的影响额"项目，反映医院外币现金流量折算为人民币时，所采用的现金流量发生日的汇率或期初汇率折算的人民币金额与本表"现金净增加额"中外币现金净增加额按期末汇率折算的人民币金额之间的差额。

（9）"现金净增加额"项目，反映医院本年度现金变动的金额。本项目应当根据本表"业务活动产生的现金流量净额""投资活动产生的现金流量净额""筹资活动产生的现金流量净额"和"汇率变动对现金的影响额"项目的金额合计填列。

二、财政补助收支情况表的编制

（一）财政补助收支情况表的编制内容

财政补助收支情况表反映医院某一会计年度内财政补助收支及其结转、结余情况。因为新的医院会计制度和财务制度适用于中华人民共和国境内各级各类独立核算的公立医院（包括综合医院、中医院、专科医院、门诊部、疗养院等），而公立医院基本都属于财政预算单位，要靠财政补助作为重要的资金来源，所以有必要设立专门报表对财政补助收支情况进行反映，以便财政部门及公众及时了解财政资金的使用情况。医院财政补助收支情况表一般包括以下编制内容：

1. 收入方面

（1）医院通过财政补助项目获得的资金金额。

（2）已经申报但尚未结算收到的补助资金。

（3）未来预计收到的补助资金。

2. 支出方面

（1）医院在财政补助项目中的使用情况，包括资金用途、使用时间等。

（2）已经使用但尚未结算的补助资金。

（3）退回的补助资金。

（4）医院在使用资金时的财务费用，如银行手续费、税费等。

3. 其他方面

（1）补助项目的执行情况，包括完成情况、效果评估等。

（2）过去补助项目的执行情况，及其对医院的影响。

（3）未来补助项目计划及使用策略。

（4）其他相关的信息，如调查数据、研究报告等。

收入、支出、其他方面的内容需要细化到具体项目，并在表格中列出。依照医院的财务制度和会计方法，按照相关规定进行编制。

（二）财政补助收支情况表的编制填列

1."上年结转"各项目的内容与填列方法

财政收支情况表中"上年结转"项目及其所属各明细项目的"结转本年数"栏，反映医院上一年度结转至本年度使用的财政补助结转和结余资金数额。该栏各项目应根据上年度"财政补助收支情况表"中"结转下年"项目及其所属各明细项目的"结转下年数"栏的数字填列。

2."本年财政补助收入"各项目的内容与填列方法

（1）"本年财政补助收入"项目及其所属各明细项目的"本年数"栏，反映医院本年度确认的财政补助收入总额、基本支出补助总额、项目支出补助及所属各明细项目支出补助总额。该栏各项目应当根据"财政补助收入"科目及其所属明细科目的本年发生额填列。

（2）"本年财政补助收入"项目及其所属各明细项目的"上年数"栏，反映医院上一年度确认的财政补助收入总额、基本支出补助总额、项目支出补助及所属各明细项目支出补助总额。该栏各项目应当根据上一年度"财政补助收支情况表"中"本年财政补助收入"项目及其所属各明细项目的"本年数"栏的数字填列。

3. "本年财政补助支出"各项目的内容与填列方法

（1）"本年财政补助支出"项目及其所属各明细项目的"本年数"栏，反映医院本年度发生的财政补助支出总额、财政补助基本支出总额、财政补助项目支出及其所属各明细项目支出总额。该栏"本年财政补助支出"项目，应根据该项目所属"基本支出"和"项目支出"两个项目金额的合计数填列。该栏"基本支出"项目，应当根据"医疗业务成本""管理费用"科目下"财政基本补助支出"备查簿登记的本年发生额合计填列。该栏"项目支出"及其所属各明细项目，应当根据"财政项目补助支出"科目及其所属明细科目的本年发生额填列。

（2）"本年财政补助支出"项目及其所属各明细项目的"上年数"栏，反映医院上一年度发生的财政补助支出总额、财政补助基本支出总额、财政补助项目支出及其所属各明细项目支出总额。该栏各项目应当根据上一年度"财政补助收支情况表"中"本年财政补助支出"项目及其所属各明细项目的"本年数"栏的数字填列。

4. "财政补助上缴"各项目的内容与填列方法

（1）"财政补助上缴"项目的"本年数"栏，反映医院本年度按规定上缴的财政补助结转和结余金额。该项目应根据该项目所属"财政补助结转上缴"和"财政补助结余上缴"两个项目金额的合计数填列。

"财政补助上缴"项目的"上年数"栏，反映医院上一年度按规定上缴的财政补助结转和结余金额。该项目应根据上一年度"财政补助收支情况表"中"财政补助上缴"项目的"本年数"栏的数字填列。

（2）"财政补助结转上缴"项目的"本年数"栏，反映医院本年度按规定上缴的财政补助结转金额。该项目应根据"财政补助结转（余）—财政补助结转"明细科目的借方发生额分析填列。

"财政补助结转上缴"项目的"上年数"栏，反映医院上一年度按规定上缴的财政补助结转金额。该项目应当根据上一年度"财政补助收支情况表"中"财政补助结转上缴"项目的"本年数"栏的数字填列。

（3）"财政补助结余上缴"项目的"本年数"栏，反映医院本年度按规定上缴的财政补助结余金额。该项目应根据"财政补助结转（余）—财政补助结余"明细科目的借方发生额填列。

"财政补助结余上缴"项目的"上年数"栏，反映医院上一年度按规定上缴的财政补助结余金额。该项目应当根据上一年度"财政补助收支情况表"中"财政补助结余上缴"项目的"本年数"栏的数字填列。

5. "结转下年"各项目的内容与填列方法

（1）"结转下年"项目，反映医院结转至下一年度使用的财政补助结转和结余资金数额。该项目应当根据该项目所属"财政补助结转"和"财政补助结余"两个项目金额的合计数填列。

（2）"财政补助结转"项目，反映医院结转至下一年度使用的财政补助结转资金。该项目应当根据"财政补助结转（余）—财政补助结转"明细科目的年末余额填列。

"基本支出结转"项目，反映医院结转至下一年度使用的基本支出财政补助。该项目应当根据"财政补助结转（余）—财政补助结转（基本支出结转）"明细科目的年末余额填列。

"项目支出结转"项目，反映医院结转至下一年度使用的财政补助项目结转资金。该项目应当根据"财政补助结转（余）—财政补助结转（项目支出结转）"明细科目的年末余额填列。本项下所属各明细项目，应当根据"财政补助结转（余）—财政补助结转（项目支出结转）"明细科目所属明细科目的年末余额分析填列。

（3）"财政补助结余"项目，反映医院结转至下一年度使用的财政补助项目结余资金。该项目应当根据"财政补助结转（余）—财政补助结余"科目的年末余额填列。

第四节　现代医院财务分析的方法

"在当前全球经济快速发展的关键时期，企业面临着激烈的竞争，需要进一步实现对企业经营管理能力的提升，在企业发展的过程中，财务报表分析具有一定的重要性。企业需要具备拥有专业素养的财务人员，确保财务人员拥有良好的基础知识和专业素养，这样在企业经营过程中，财务人员才可以实现对其中问题的分析和了解，并且从根本上给出更具价值的意见。"[①]

一、因素分析法

因素分析法是一种常用的统计分析方法，用于研究观测变量之间的关联性和隐含结

---

①舒落萍. 企业会计报表分析存在的问题及其对策 ［J］. 老字号品牌营销，2023（09）：151.

构。它通过将大量相关变量整合为较少的几个无关的因素，帮助简化数据集并揭示潜在的模式和结构。因素分析的基本思想是将观测变量解释为潜在的因素所导致的变异。通过因素分析，可以确定潜在因素对原始变量的解释程度，找到隐藏在数据背后的结构和模式。这些潜在因素可以理解为潜在的特征、构面或维度，代表了数据中共同的变异性。在因素分析中，通常涉及以下步骤：

变量选择：选择一个合适的数据集，其中包含相关变量的观测数据。

因素提取：通过因素提取方法，将原始变量转换为较少数量的无关因素。常用的因素提取方法包括主成分分析和常因子分析等。

因素旋转：在因素提取后，可以使用因素旋转方法，旋转因素以使其更具可解释性。常见的旋转方法包括正交旋转（如 Varimax 旋转）和斜交旋转（如 Oblique 旋转）。

因素解释和命名：通过因素载荷矩阵，可以确定每个变量与每个因素之间的关系。根据因素载荷大小和模式，可以解释因素代表的特征，并为每个因素命名。

结果解释和应用：根据因素分析的结果，可以解释潜在的结构和模式，进一步理解数据背后的变异性。因素分析的结果可以应用于各种领域，如社会科学、市场研究、心理学等，以帮助研究者理解数据和作出决策。

因素分析是一种探索性数据分析方法，结果依赖于数据的质量和选择的分析方法。在进行因素分析时，研究者需要合理选择变量、确定适当的提取和旋转方法，并对结果进行适当的解释和应用。此外，因素分析也需要考虑数据的适用性和前提条件，例如样本的大小和相关性等因素。

总结而言，因素分析是一种常用的统计方法，用于揭示数据中的潜在结构和模式。通过将相关变量整合为较少数量的无关因素，可以简化数据集并提供更深入的理解和解释。因素分析在各个领域都有广泛的应用，为研究者和决策者提供有价值的信息。

二、比较分析法

比较分析法是将某项经济指标的变化进行对比，计算出经济指标变动值的大小，是财务分析中最常用的方法，也是其他分析方法运用的基础。对医院财务分析的应用，主要体现在将医院某项财务指标的实际值与标的值进行比较。通常包括：①与计划（或目标、定额）相比较，了解实际完成计划、定额的情况；②与前期相比较，了解分析指标的发展趋势；③与历史最高水平相比较，了解本期与历史最高水平的差距；④与国内同行业先进水平相比较，了解本医院与同行业先进水平的差距；⑤与主要竞争对手相比较，了解本医院与竞争对手的差距。前三种比较分析方法，都是基于医院自身的情况进行比较；后两种方法，需要收集大量的同行医院数据作为基础。但是往往是后两种方法在医院财务分析中发挥着重要作用。

（一）预算执行指标

1. 预算执行率

$$预算收入执行率 = \frac{本期实际收入总额}{本期预算收入总额} \times 100\% \qquad (7-1)$$

$$预算支出执行率 = \frac{本期实际支出总额}{本期预算支出总额} \times 100\% \qquad (7-2)$$

2. 财政专项拨款执行率

$$财政专项拨款执行率 = \frac{本期财政项目补助实际支出}{本期财政项目支出补助收入} \times 100\% \qquad (7-3)$$

计算上述执行率时，应注意权责发生制的问题。如某个预算项目的工程已签订施工合同，但在当期还未开工或还未进行财务报账，在计算该期的项目实际预算支出时，应以合同金额为准，否则将造成预算执行率偏低的假象。

（二）结余和风险管理指标

1. 业务收支结余率

$$业务收支结余率 = \frac{业务收支结余}{（医疗收入+财政基本支出补助收入+其他收入）} \times 100\% \qquad (7-4)$$

收支结余率反映医院除财政项目收支、科教项目收支之外的收支结余水平，能够体现医院财务状况以及医院的管理水平。

2. 资产负债率

$$资产负债率 = \frac{负债总额}{资产总额} \times 100\% \qquad (7-5)$$

医院资产负债率反映了医院的资产中借债筹资的比重。该比重越低，说明医院的财务结构越稳健，对债务偿付的物质保障程度越高。

3. 流动比率

$$流动比率 = \frac{流动资产}{流动负债} \times 100\% \qquad (7-6)$$

流动比率反映了医院的短期偿债能力。

(三) 资产运营指标

1. 总资产周转率

$$总资产周转率 = \frac{(医疗收入 + 其他收入)}{平均总资产} \tag{7-7}$$

总资产周转率反映了医院运营能力。周转次数越多，表明运营能力越强；反之，说明医院的运营能力较差。

2. 应收账款周转天数

$$应收账款周转天数 = \frac{平均应收账款余额 \times 365}{医疗收入} \tag{7-8}$$

应收账款周转天数反映了医院应收账款的流动速度。

3. 存货周转率

$$存货周转率 = \frac{医疗支出中的药品、卫生材料和其他材料支出}{平均存货} \tag{7-9}$$

存货周转率反映了医院向病人提供的药品、卫生材料、其他材料等的流动速度以及存货资金占用是否合理。

(四) 成本管理指标

第一，每门诊人次收入、每门诊人次支出及门诊收入成本率。

$$每门诊人次收入 = \frac{门诊收入}{门诊人次} \tag{7-10}$$

$$每门诊人次支出 = \frac{门诊支出}{门诊人次} \tag{7-11}$$

$$门诊收入成本率 = \frac{每门诊人次支出}{每门诊人次收入} \times 100\% \tag{7-12}$$

门诊收入成本率反映了每门诊收入耗费的成本水平。

第二，每出院人次收入、每出院人次支出及住院收入成本率。

$$每出院人次收入 = \frac{住院收入}{出院人次} \tag{7-13}$$

$$每出院人次支出 = \frac{住院支出}{出院人次} \tag{7-14}$$

$$住院收入成本率 = \frac{每住院人次支出}{每住院人次收入} \times 100\% \tag{7-15}$$

住院收入成本率反映了每住院病人收入耗费的成本水平。

第三，百元收入药品、卫生材料消耗。

$$百元收入药品、卫生材料消耗 = \frac{药品、卫生材料消耗}{(医疗收入+其他收入)} \times 100\% \qquad (7-16)$$

百元收入药品、卫生材料消耗反映了医院的药品及卫生材料的消耗程度，以及医院对药品、卫生材料的管理水平。

（五）收支结构指标

1. 人员经费支出比率

$$人员经费支出比率 = \frac{人员经费}{(医疗支出+管理费用+其他支出)} \times 100\% \qquad (7-17)$$

人员经费支出比率反映了医院人员配备的合理性和薪酬水平高低。

2. 公用经费支出比率

$$公用经费支出比率 = \frac{公用经费}{(医疗支出+管理费用+其他支出)} \times 100\% \qquad (7-18)$$

公用经费支出比率反映医院对人员的商品和服务支出的投入情况。

3. 管理费用率

$$管理费用率 = \frac{管理费用}{(医疗支出+管理费用+其他支出)} \times 100\% \qquad (7-19)$$

管理费用率反映了医院管理效率。若该指标用于医院间对比，或制定和计算控制比率时，因各单位离退休费用的负担水平不一致，"管理费用"中应剔除离退休经费，才能更客观地反映医院实际的管理效率。

4. 药品、卫生材料支出率

$$药品、卫生材料支出率 = \frac{(药品支出+卫生材料支出)}{(医疗支出+管理费用+其他支出)} \times 100\% \qquad (7-20)$$

药品、卫生材料支出率反映医院药品、卫生材料在医疗业务活动中的耗费。

5. 药品收入占医疗收入比重

$$药品收入占医疗收入比重 = \frac{药品收入}{医疗收入} \times 100\% \qquad (7-21)$$

（六）发展能力指标

1. 总资产增长率

$$总资产增长率 = \frac{(期末总资产-期初总资产)}{期初总资产} \times 100\% \qquad (7-22)$$

总资产增长率从医院资产总量方面反映了医院的发展能力。

2. 净资产增长率

$$净资产增长率 = \frac{(期末净资产-期初净资产)}{期初净资产} \times 100\% \qquad (7-23)$$

净资产增长率反映了医院净资产的增值情况和发展潜力。

3. 固定资产净值率

$$固定资产净值率 = \frac{固定资产净值}{固定资产原值} \times 100\% \qquad (7-24)$$

固定资产净值率反映了固定资产的新旧程度。

参考文献

[1] 卞正鹏. 编制医院财务报告若干问题的探讨 [J]. 中国卫生经济, 2000, 19 (12): 51~52.

[2] 操乐勤. 内部审计如何参与医院风险管理 [J]. 卫生经济研究, 2006 (8): 51.

[3] 褚福建. 医院收入管理工作研究 [J]. 中国总会计师, 2019 (7): 160~162.

[4] 冯平. 浅谈医院支出管理 [J]. 财会通讯 (理财版), 2008 (06): 69.

[5] 冯肖. 关于医院收入核算的探讨 [J]. 财讯, 2018 (32): 25.

[6] 冯月. 医院预算管理探析 [J]. 企业改革与管理, 2016 (7): 139~140.

[7] 高广颖. 编制现金流量表开展医院财务分析 [J]. 中国医院管理, 2006, 26 (1): 54~55.

[8] 高山, 申俊龙, 王静梅. 现代医院财务管理 [M]. 南京: 东南大学出版社, 2010.

[9] 顾有宝. 改进医院收入核算的措施分析 [J]. 现代经济信息, 2009 (18): 142.

[10] 郭文华. 浅谈医院财务管理制度的现状及改革 [J]. 劳动保障世界, 2013 (20): 123.

[11] 胡春飞, 李文佳, 王西雯. 基于内部控制的医院经济合同管理优化探析——以 C 公立医院为例 [J]. 会计之友, 2021 (24): 85~91.

[12] 胡蓉, 刘珺珺. 公立医院财务管理制度建设探讨 [J]. 财经界, 2019 (36): 122.

[13] 胡雪莲. 对政府部门财务报告编制试点的思考 [J]. 卫生经济研究, 2018 (9): 43~45.

[14] 贾尚楠. 政府会计制度下医院在建工程的财务核算与管理研究 [J]. 中国总会计师, 2018, (10): 108~109.

[15] 李铂. 精细化管理在公立医院预算管理中的应用分析 [J]. 行政事业资产与财务, 2023 (6): 4~7.

[16] 李海超. 医院收入内部控制的研究 [J]. 现代商业, 2011 (6): 158, 157.

[17] 李姜燕．基于成本控制的医院预算管理研究［J］．财经界，2023（5）：27～29.

[18] 李军．建立医院风险管理系统初探［J］．中国医院管理，2010，30（5）：22～23.

[19] 李姗姗，龙岳华，刘剑龙，等．基于文献计量学的我国公立医院内部控制研究现状
分析［J］．医学与社会，2023，36（1）：117～122.

[20] 刘维，黄圳林，廖聪玲，等．公立医院内部控制制度建设研究［J］．商业会计，
2019（16）：93～95.

[21] 龙秀枝，杨春旭．论医院预算管理［J］．财经界，2015（2）：129～130.

[22] 齐蓓，李静，庄太凤，等．公立医院政府采购内部控制评价研究［J］．中华医院管
理杂志，2021，37（7）：609～613.

[23] 冉韵颖．医院收入核算的必要性及问题建议［J］．商，2014（44）：151～151.

[24] 施柳花．医院在建工程的财务核算研究［J］．中国国际财经（中英文），2017
（22）：258～259.

[25] 舒落萍．企业会计报表分析存在的问题及其对策［J］．老字号品牌营销，2023
（09）：151.

[26] 佟晶．论我国医院财务管理制度的改进与创新［J］．中国市场，2018（19）：143.

[27] 王宏志．民营医院预算管理体系的问题与对策［J］．品牌研究，2023（14）：
49～52.

[28] 王鑫．医院收入管理工作的探讨［J］．中小企业管理与科技，2015（14）：65～66.

[29] 卫生部规划财务司．医院财务与会计实务［M］．北京：企业管理出版社，2012.

[30] 午英果．新医改背景下完善医院财务管理制度的对策［J］．企业改革与管理，2018
（13）：144.

[31] 谢冰．公立医院预算管理［J］．财经界，2021（26）：52～54.

[32] 徐丹．公立医院预算管理风险评估探讨［J］．新会计，2023（2）：50～52.

[33] 徐力新．新编医院会计实务指南［M］．广州：中山大学出版社，2011.

[34] 翟素娟．刍议医院编制现金流量表［J］．卫生经济研究，2003（5）：47～47.

[35] 张莉娟．加强医院成本核算 提高医院经济效益［J］．发展，2016（12）：55.

[36] 张玲．浅析医院基建财务管理中存在的问题及对策［J］．当代经济，2016，（08）：
102～103.

[37] 张美．关于医院财务管理制度的思考［J］．财会学习，2022（9）：32.

［38］ 赵娟．论医院预算管理 ［J］．中国农村卫生，2012（z1）：306~307.

［39］ 周东．浅谈医院财务管理的目标 ［J］．科技视界，2012（28）：416.

［40］ 周风兰．新《医院会计制度》下基建并账问题探讨 ［J］．财政监督，2013，（32）：48~50.

［41］ 朱仕骅．政府会计制度对医院基本建设核算的影响 ［J］．知识经济，2019，（09）：37~38.